食いしんぼでも 薬に頼らず コレステロールを 自分で下げる 方法

主婦の友社編

主婦の友社

はじめに

コレステロールは、なぜ高いとよくないのでしょうか

コレステロールは体内に存在する脂質の一種で血液中にふえすぎると病気とされます

体内には、中性脂肪、コレステロール、リン脂質、遊離脂肪酸の４つの脂質（脂肪の仲間の総称）が存在しています。それぞれ体を健康に保つために重要な役割を果たしているため、食事でこれらの脂質をきちんととって、一定量を体内に維持しておかなければ

ばなりません。

たとえばコレステロールは、細胞膜や、脂肪の消化・吸収に欠かせない胆汁酸、体の働きを微調節するホルモン、神経の伝達に必要な神経線維などの材料として必要です。

中性脂肪は、生命維持活動に必要なエネルギーとして利用されます。エネルギーとして放出されるときに、遊離脂肪酸に変わります。

中性脂肪は、食べ物に含まれる脂肪だけではなく、糖質やアルコールからも合成され、すぐに使われない余剰分は、皮下脂肪などとして蓄えられます。外界の冷気から体温を保ったり、内臓を保護するために、一定量は体の中に蓄えておく必要があるのです。

コレステロールや中性脂肪は、血液中を運ばれるときは、特殊な脂質やタンパク質とくっついてリポタンパクと呼ばれる小さな粒子になります。

リポタンパクはいくつかの種類があり、粒子の中にコレステロールと中性脂肪がどのくらいの割合で封じ込められているかによって、その性質が決まります。

このリポタンパクのうち、コレステロールや中性脂肪の比率が高いものをＬＤＬ（悪

コレステロールと中性脂肪の特徴

中性脂肪

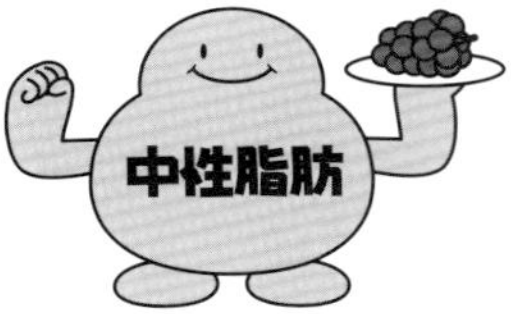

主な特徴

- エネルギー源になる
- 肥満している人は、中性脂肪値が高い場合が多い
- 菓子・果物などの単糖（ブドウ糖や果糖）を多く含む食品の食べすぎでふえやすい
- 中性脂肪値は食後すぐに上昇する

コレステロール

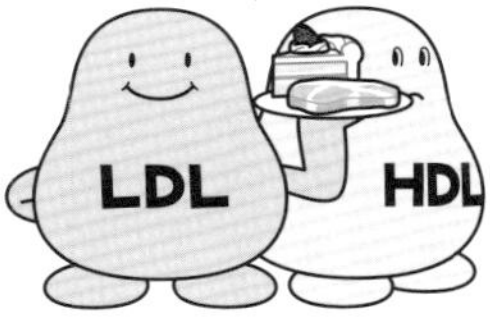

主な特徴

- 細胞膜やホルモン、胆汁酸などの材料になる
- やせていても、コレステロール値が高くなることがある
- 糖質と脂肪が組み合わさったケーキや揚げ物などでふえやすい
- コレステロール値は食後すぐには上昇しない
- コレステロールを多く含むリポタンパクには、全身の細胞や組織にコレステロールを運ぶLDLコレステロール(いわゆる悪玉)や、血管などの余分なコレステロールを除去するLDLコレステロール（いわゆる善玉）などがある

ふえすぎると、どうなるの？

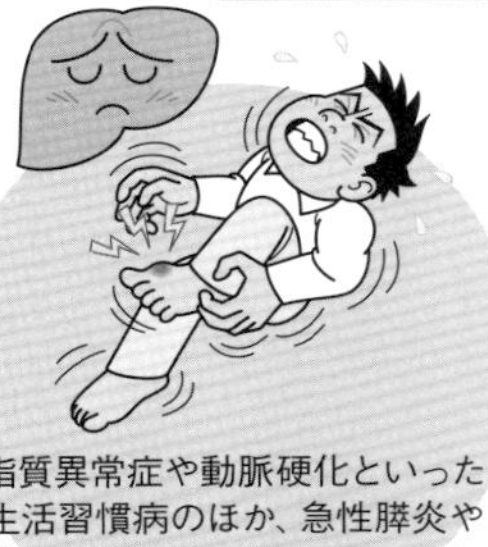

- 脂質異常症や動脈硬化といった生活習慣病のほか、急性膵炎や痛風、脂肪肝などの原因になる

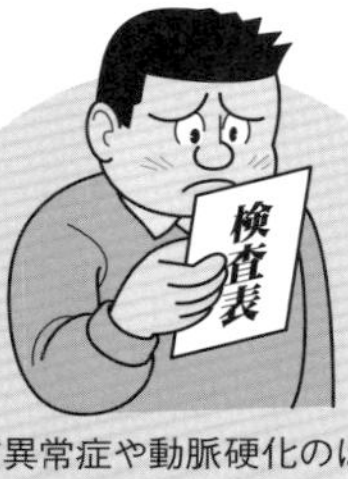

- 脂質異常症や動脈硬化のほか、胆石などの原因になる

玉）コレステロール、タンパク質やリン脂質の割合が高いものをＨＤＬ（善玉）コレステロールと呼びます。

コレステロールや中性脂肪がふえすぎた状態、すなわち、血液中にリポタンパクが過剰になった状態を脂質異常症と呼びます。

しかし、リポタンパクの種類や血液中に含まれる割合によって、同じ脂質異常症でも、引き起こされる症状には違いが出てきます。

最近では、コレステロールの総量ではなく、そのバランス、つまり、ＬＤＬコレステロールが多く、ＨＤＬコレステロールが少ないことのほうが、体にとってはよくないということがわかってきました。ひと口に〝血液中の脂質〟といっても、特徴や役割、ふえたときどんな症状が起こるか、どうすれば減らせるかが、まったく違ってくるのです。


（栗原　毅）

血液中のコレステロールが多いと動脈硬化やそれによる恐ろしい病気を起こしやすくなります

血液中に含まれるコレステロールが多すぎると、動脈硬化を進めます。動脈硬化とは、血管がかたくなり、しなやかさが失われた状態です。また、そのコレステロールが血管の内側にこびりついてプラークというものを形成します。プラークとは、酸化したコレステロールでできていて、やがてこぶ状になり、血管の内側を狭くします。

動脈硬化を進めるもうひとつの要因に、ストレスがあげられます。ストレスや交感神経の緊張によって血管はかたくなることが知られています。

血管の内側にできたプラークに、ストレスがかかったり、高血圧による圧力が加わったりして傷つくと、そこにさらに血小板が集まって、血栓（血のかたまり）ができやすくなります。

こうした動脈硬化や血栓が、心臓や脳などの血管に生じると、生死にかかわる病気である心筋梗塞や、脳梗塞などの脳卒中を招くことがあります。

動脈硬化は、進行しても自覚症状はありません。にもかかわらず、これらの病気の突然の発作につながる可能性が大きくなります。だからこそ、恐ろしいのです。

血液検査で、コレステロール値など血清脂質値に異常がある場合は、まず、自分の血液や血管に問題が起きている可能性が非常に大きいことをよく認識しましょう。言うまでもなく、脂質異常症にかかっている場合も同様です。

ただし、あまり悲観したり、神経質になりすぎることはありません。運動を心がける、抗酸化物質の含まれた食品をとる、水分補給を心がける、禁煙をするなど生活習慣を改善したり、脂質異常症や高血圧などの治療をすることで、血液を健康な状態に戻すことはできるし、血管年齢を実年齢に近づけることは十分に可能です。


（高沢謙二）

動脈硬化は活性酸素によるＬＤＬコレステロールの酸化がきっかけで起こります

私たちの病気の90％は、活性酸素による細胞の酸化が原因です。活性酸素は細胞壁の脂質と結びつきやすく、過酸化脂質という、いわばさびをつくって万病のもとになるのです。

活性酸素は人間の体内で自然発生しています。人間は酸素の化学反応によって代謝活動をして生きていますが、体内に入った酸素の約２％は細菌やウイルス、紫外線、大気汚染、ストレス、農薬、食品添加物などによって活性酸素に変化します。

活性酸素は実は生命活動に不可欠です。そうでありながら、細胞を傷つけてしまうという相反する作用を持っています。そこで、活性酸素の害を打ち消すために、体内では活性酸素を除去する抗酸化酵素（ＳＯＤ）がつくられています。

問題は活性酸素が過剰に発生したり、老化で抗酸化酵素が減って活性酸素を除去しきれなくなった場合です。活性酸素で細胞が酸化され、傷つくと新たな活性酸素が発生し、次々に酸化が広がっていきます。

中でも活性酸素の攻撃を受けやすいのが、ＬＤＬ（悪玉）コレステロールです。血液中でコレステロールを運ぶという大事な役割を担っているＬＤＬは、活性酸素によって酸化ＬＤＬに変質すると、白血球の一種であるマクロファージが異物と認識し、マクロファージみずからの中に飲み込んで排除にかかります。しかし、酸化ＬＤＬが多いとマクロファージは飲み込みすぎて破裂し、その残骸が血管壁にたまってプラークをつくり血液の流れを悪くします。これが動脈硬化の原因です。喫煙者、糖尿病や高血圧の人、閉経後の女性はＬＤＬが活性酸素によって酸化されやすいといわれ、動脈硬化もふえる傾向にあります。

さらに活性酸素は血管の細胞そのものを傷つけます。傷つけた部分には止血のため血小板が集まって凝固し、血栓（血のかたまり）をつくりますが、血栓が動脈内で詰まると脳梗塞や心筋梗塞を引き起こすようになるのです。

（板倉弘重）

食いしんぼでも薬に頼らずコレステロールを自分で下げる方法 目次

第1章 コレステロールを運動・体操で下げる

第2章

コレステロールを食事のとり方で下げる

第3章 コレステロールを善玉食品で下げる

第4章 コレステロールを
生活習慣の見直しで下げる

第5章 コレステロールを
知識で下げる

［STAFF］
装丁・本文デザイン／鹿島一寛
イラスト／荒井孝昌、高橋枝里
本文写真／主婦の友社写真室、赤坂光雄
校正／安倍健一
編集担当／田川哲史（主婦の友社）

本書は、『最新 コレステロールを下げる知恵とコツ』（2008年刊）、『悪玉コレステロールを下げて善玉コレステロールを上げる本』（2017年刊）ほか主婦の友社の刊行物の内容をもとに新しい情報を加えて再編集したものです。

ご指導いただいた先生（敬称略）

秋山あかね　本草閣代表取締役
足立香代子　せんぽ高輪中央病院栄養指導室長・管理栄養士
石川俊次　たまち徳栄ビルクリニック
板倉弘重　品川イーストワンメディカルクリニック院長
井藤英喜　地方独立行政法人東京都健康長寿医療センター理事長
落合 敏　栄養学博士
加藤治秀　元・加藤内科医院院長
蒲原聖可　医学博士・健康科学大学客員教授
北風政史　国立循環器病研究センター臨床研究部長
栗原 毅　栗原クリニック東京・日本橋院長
古藤高良　筑波大学名誉教授・医学博士
柴田 博　桜美林大学名誉教授・招聘教授
早田邦康　自治医科大学大学院基礎系総合医学教授・
附属さいたま医療センター循環器病臨床医学研究所 所長
高沢謙二　東京医科大学名誉教授
髙階經和　髙階国際クリニック院長・近畿大学医学部循環器内科客員教授
田島 眞　実践女子大学名誉教授
田中敬一　独立行政法人農業・食品産業技術総合研究機構果樹研究所
田中秀樹　広島国際大学心理学部教授
田村康二　山梨大学名誉教授
辻 啓介　農学博士
杤久保 修　横浜市立大学医学部健康社会医学ユニット特任教授（名誉教授）
西崎 統　西崎クリニック院長
林 栄一　静岡薬科大学名誉教授
平田文彦　横須賀タワークリニック院長
細野明義　信州大学名誉教授
観月 環　観月流和気道創位
宗光博文　宗光診療所院長
村上 透　元・女子栄養大学教授
村田昌一　長崎大学水産学部教授
山口武津雄　元・山口クリニック院長
湯浅景元　中京大学教授
湯川 進　和歌山県立医科大学名誉教授
吉田美香　管理栄養士
寄本 明　京都女子大学教授

第1章

コレステロールを

運動・体操で下げる

仕事の合間や朝起き抜け、
夜寝る前にできる体操やツボ刺激。
体を少し動かせばコレステロールは
ぐんぐん下がります。

コレステロールを下げるには適度な運動をつづける必要があります

1日に150kcal消費するくらいの運動量が適当です

コレステロールや中性脂肪を減らすためには、食生活の改善のほかに、適度な運動をする必要があります。

なぜなら、運動不足が肥満を招くと同時に、脂質の代謝に異常を招き、それが血液中のコレステロールや中性脂肪をふやす一因になるからです。

ただし、だからといって、これまで大して運動をしてこなかった人が、急に運動を始めるのは、とても危険です。

体力や筋肉は当然のことながら低下していますし、そのうえコレステロールや中性脂肪が多いとなれば、運動をすること自体が突然死を招くおそれがあるのです。

まずは、運動を始める前にホームドクターや「運動指導士」の資格を持つ人に相談し、現在の自分の体力に見合った運動メニューを作ってもらうのがよいでしょう。

ちなみに、運動によって消費する1日のエネルギーは、150kcalが目安です。体重60kgの人なら、1分間に80m以上の速さで5km歩けば、150kcalのエネルギーを消費することになります。

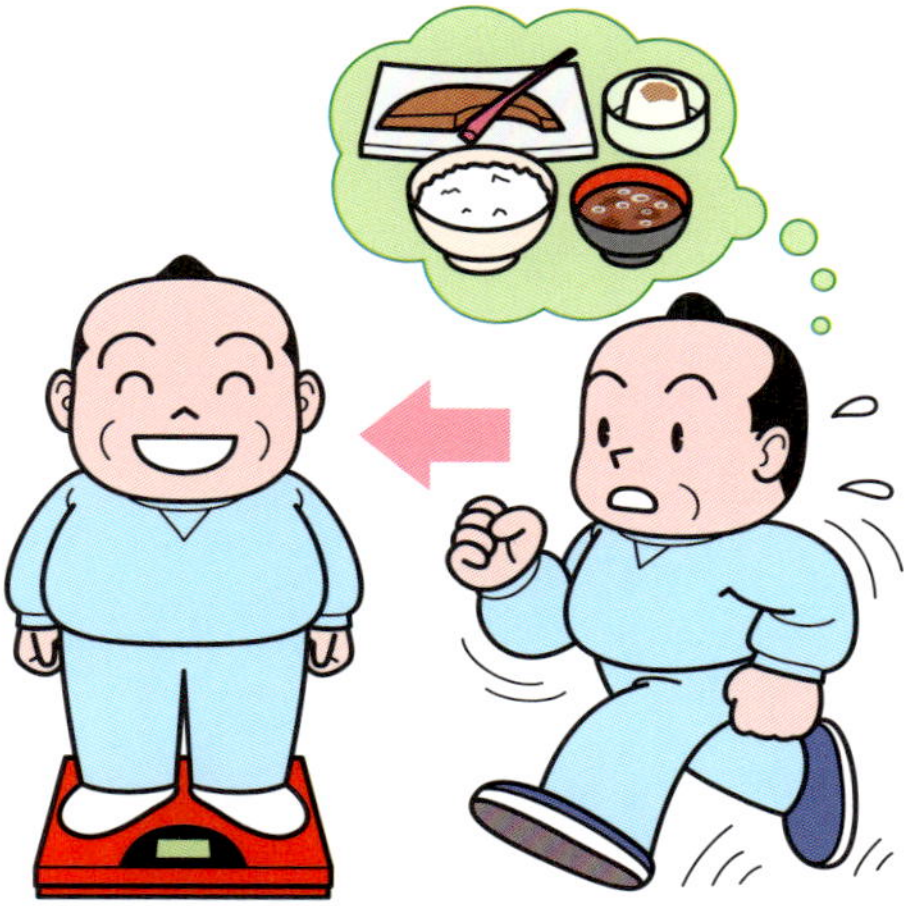

適正な食事量と適正な運動がポイント

こまめに体を動かすことも りっぱな運動です

スポーツが苦手な人や毎日忙しい人には、運動や運動療法は非常にめんどうというイメージがあるかもしれません。

しかし、誤解しないでほしいのは、運動あるいは運動療法とはいっても、必ずしもスポーツをする必要はありませんし、あえて時間を割いて行うものでもないということです。

また、無理は禁物です。無理をして行うと、かえってストレスがたまって体調をくずしかねません。無理をせずに、できる範囲で体を

運動を避けるとき、中止するとき

運動前、運動中の体調・自覚症状チェック

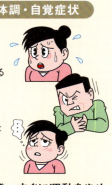

運動前の体調・自覚症状

- 少し熱がある
- 下痢をしている
- 頭痛がする
- 吐きけがする
- 二日酔いである
- 安静時の脈拍数が1分間に90以上ある
- 動悸がしたり胸が痛む
- 全身がだるい

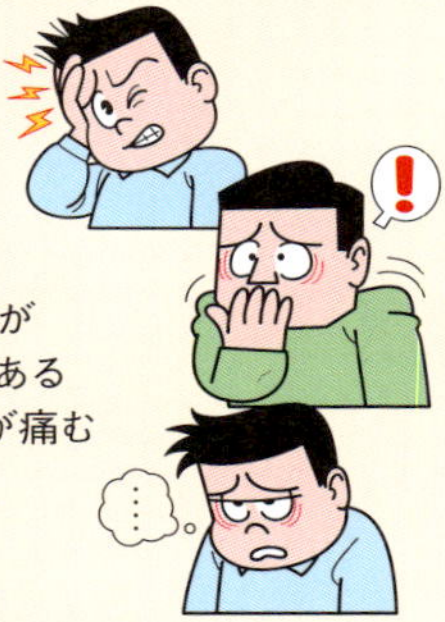

処置

その日の運動を中止するか、運動を弱める

運動中の体調・自覚症状

- 冷や汗が出る
- 胸が苦しい
- 頭痛がする
- 顔色が蒼白になる
- 足がもつれる
- 手がしびれる
- めまいがする
- いつもより疲れたような気がする

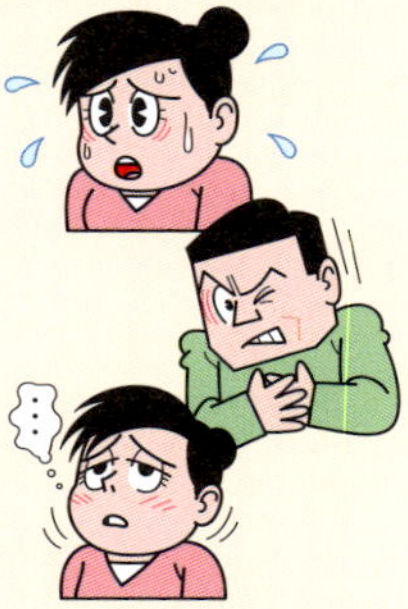

処置

とても危険な状態。すぐに運動をやめ、できるだけ早く医師の診察を受ける

動かす工夫をすればよいのです。

たとえば、

●買い物に行くときには自動車や自転車を使わないで歩く

●エレベーターやエスカレーターを使わないで階段を使う

●ダラダラ歩かないで、速足歩きをする

●布団の上げ下げはすばやく行う

など、日常生活の中でも、十分に運動を行うことができます。

運動療法を長つづきさせるコツ

運動療法を行うにあたって最も大事なことは、長くつづけることです。

運動療法は、少なくとも始めてから2～3カ月たたないと効果があらわれません。食生活や年齢、運動の方法によっても個人差があるので、マイペースで細く長くつづけたいものです。

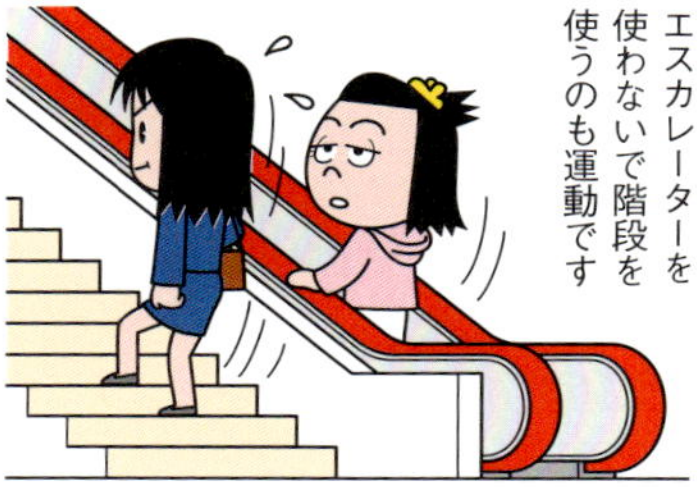

エスカレーターを使わないで階段を使うのも運動です

そこで、運動療法を長くつづけるための秘訣を以下にあげてみましょう。

❶ひとりでできる
❷お金がかからない
❸いつでも、どこででもできる
❹勝ち負けを競わない
❺手間や時間がかからない

ただし、いくらつづけることが大事でも、天気の悪い日や体調のすぐれない日に、無理して行う必要はありません。

1日や2日休んだところで、それまでの努力がムダになるわけではないのです。

臨機応変な対処も、運動療法を長つづきさせるコツなのです。

（西崎 統）

今すぐできる運動療法【寝床体操】

忙しくて運動する暇がないという人は、起床時や就寝前にちょっと体を動かしてみましょう。体を伸ばしたり、腕を上げ下げするだけでも毎日つづければりっぱな運動療法です。

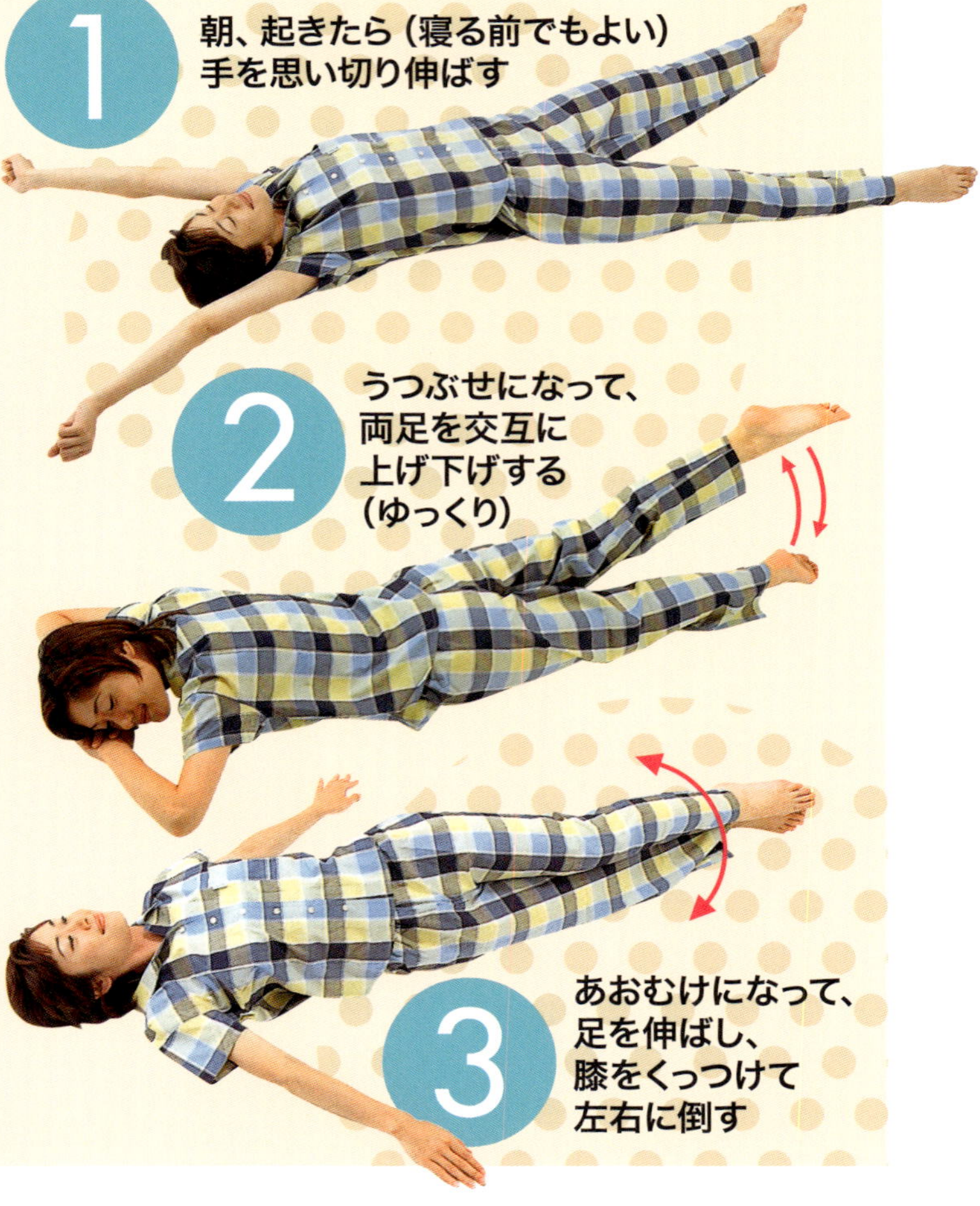

1 朝、起きたら（寝る前でもよい）手を思い切り伸ばす

2 うつぶせになって、両足を交互に上げ下げする（ゆっくり）

3 あおむけになって、足を伸ばし、膝をくっつけて左右に倒す

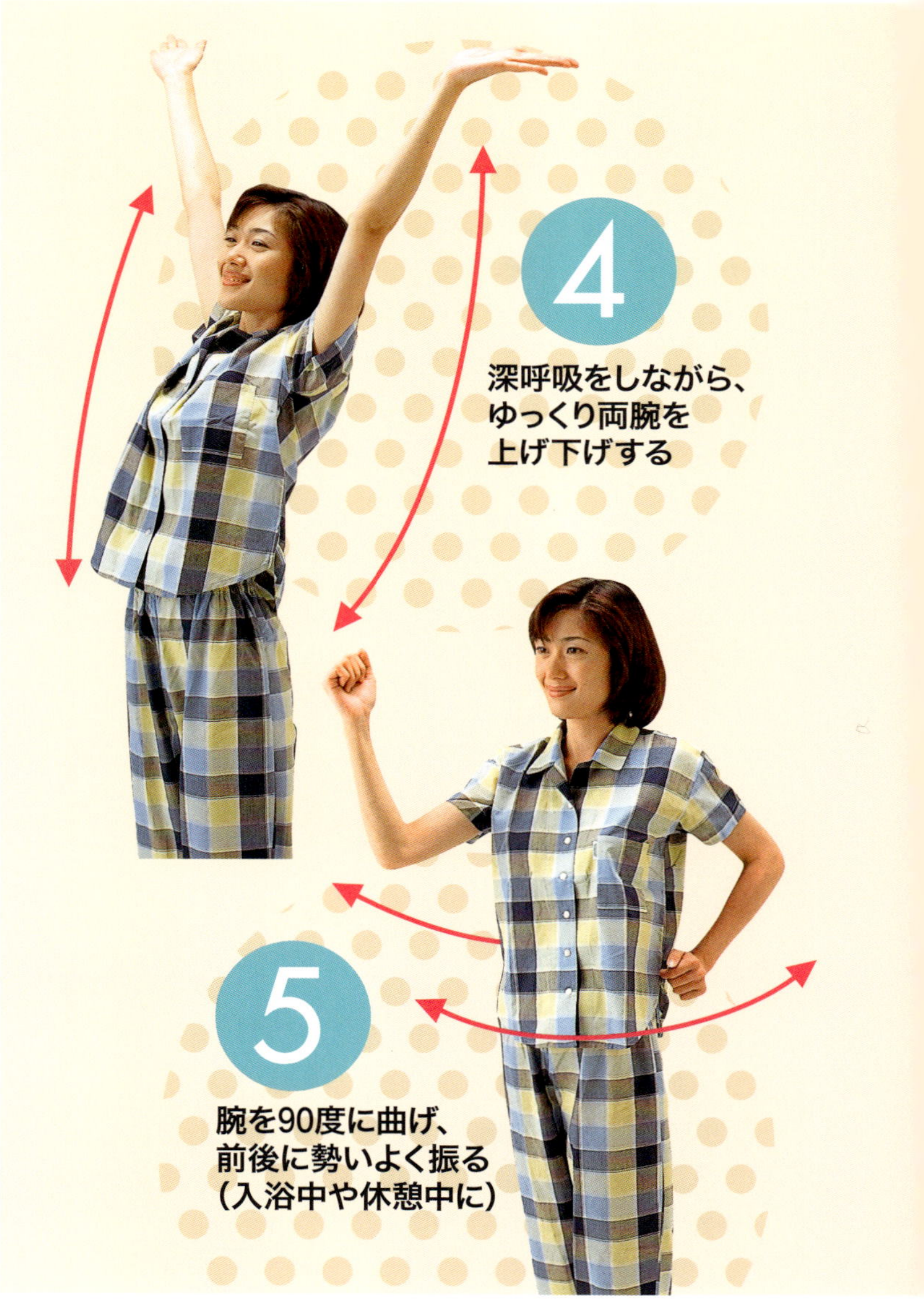
4
深呼吸をしながら、
ゆっくり両腕を
上げ下げする
5
腕を90度に曲げ、
前後に勢いよく振る
(入浴中や休憩中に)

コレステロールが下がり、血管も強くしなやかになる歩き方はこれです

50%の運動強度の歩きが体内の脂肪を効率よく燃やします

さまざまな運動の中で最も手軽にできる運動療法の原点はウォーキング、つまり歩くことです。中でも、コレステロールや中性脂肪を最も効果的に減らす歩き方があります。全身の持久力の50%の運動強度で歩くというのがそれです。この歩き方が体内の脂肪を効率よく燃焼してくれるのです。

私たちの研究室では、214人の中高年の女性に、1日に20分以上、週3日以上の頻度で、運動強度50%で歩いてもらいました。そして、100日後の血液中の脂質の量を調べてみました。

すると、血中の総コレステロール値は平均で9㎎／dℓ減少し（グラフ①参照）、中性脂肪は平均で6.4㎎／dℓも低下していたのです。さらに、動脈硬化指数（動脈硬化の進みぐあいを示す指数）も、平均で2・63から2・46

まで低下していました（グラフ②参照）。

つまり、運動強度50％の歩行で、コレステロールが下がるだけでなく、動脈がやわらかくなり、血管が詰まったり切れたりするような発作を起こしにくくしてくれるということがわかったのです。

1日20分、週3日以上つづけると効果が増します

では、全身の持久力の50％の強度で歩くとは、具体的にはどうすればよいのでしょうか。

実は脈拍数を目安にして歩けばよいのです。

運動強度50％の歩きがコレステロールを減らし、血管をやわらかくする

総コレステロール（TC）

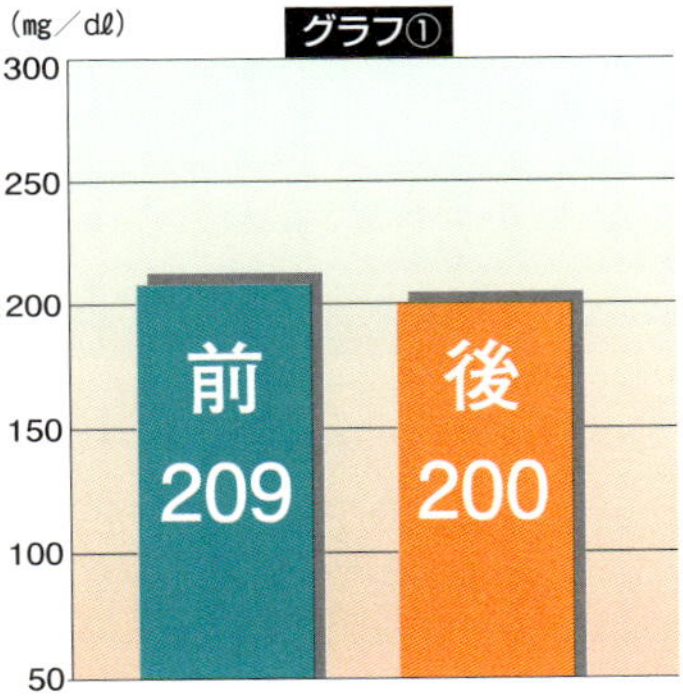

総コレステロールが209mg／dℓから200mg／dℓに低下

動脈硬化指数（AI）

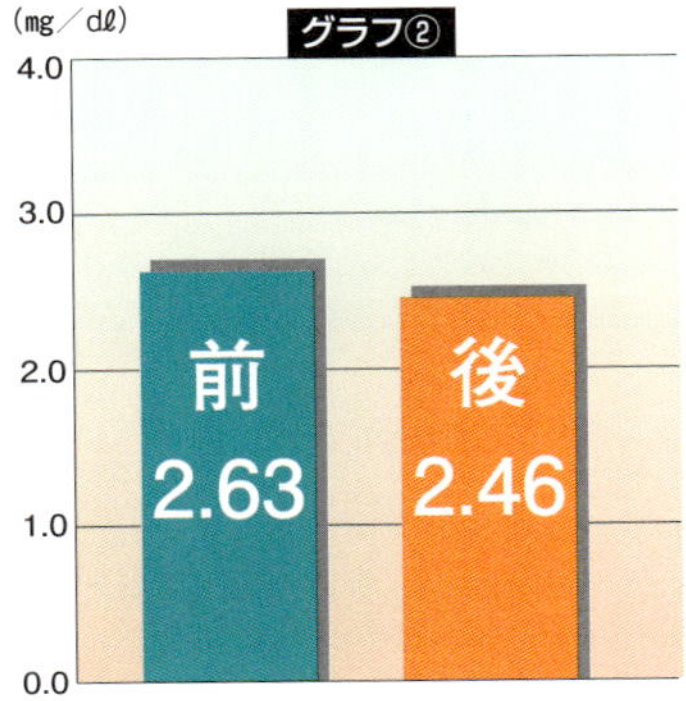

動脈硬化は数値が大きいほど危険度が増す。2.63から2.46に減り、発作が起きにくい動脈になった

その脈拍数は次の式で求めることができます。

50％強度の脈拍＝
（最高脈拍－安静脈拍）×0.5＋安静脈拍

なお、最高脈拍は（220－年齢）で求め、安静脈拍は安静状態で1分間の脈拍を計測します。

計算式にあてはめると、「50％強度」の運動は、40〜60才では、およそ1分間に105〜125拍くらいに脈を打つ運動になると思います。

歩き方は、両腕を前後に大きく振り、歩幅は身長の半分よりやや小さめにします。〝さっさ、さっさ〟とテンポよく5分ほど歩いたら、立ち止まって10秒間、脈をとってみてください。

その脈拍数を6倍した数を、目標の50％強度の脈拍とくらべ、歩くペースを調整します。脈拍数が少なければ少し速く歩き、多ければゆっくり歩くようにします。

歩く時間は、1回あたり20分以上を目安にし、30〜40分が理想です。ふだん運動していない人は10分程度から始めて少しずつふやし

脈拍の測り方

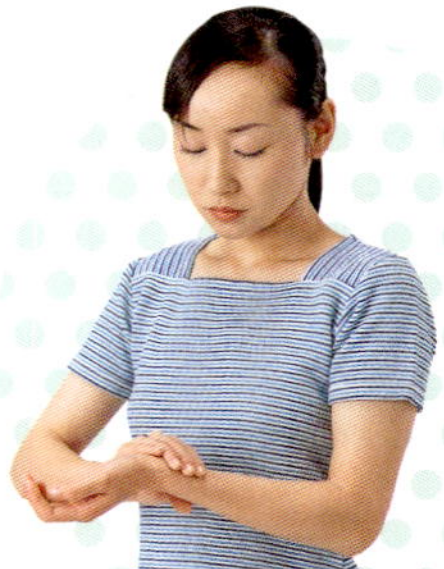

人さし指、中指、薬指の3本を親指のつけ根側にある脈に当てて10秒間測り、その数を6倍する

●50％強度の脈拍は
（最高脈拍－安静脈拍）
×0.5＋安静脈拍

【例】60才で安静脈拍70の人なら
｛(220－60)－70｝
×0.5＋70＝115拍／分
となる

ていきましょう。

これを週に3〜4日、つづけてみてください。少なくとも週に1日歩くようにすれば運動効果を下げずにすみます。たいせつなのは継続することです。

歩く時間帯はいつでもOK。ただし、早朝に行う場合には、ストレッチなどの準備運動をしてから歩くようにしてください。（寄本明）

正しい歩き方

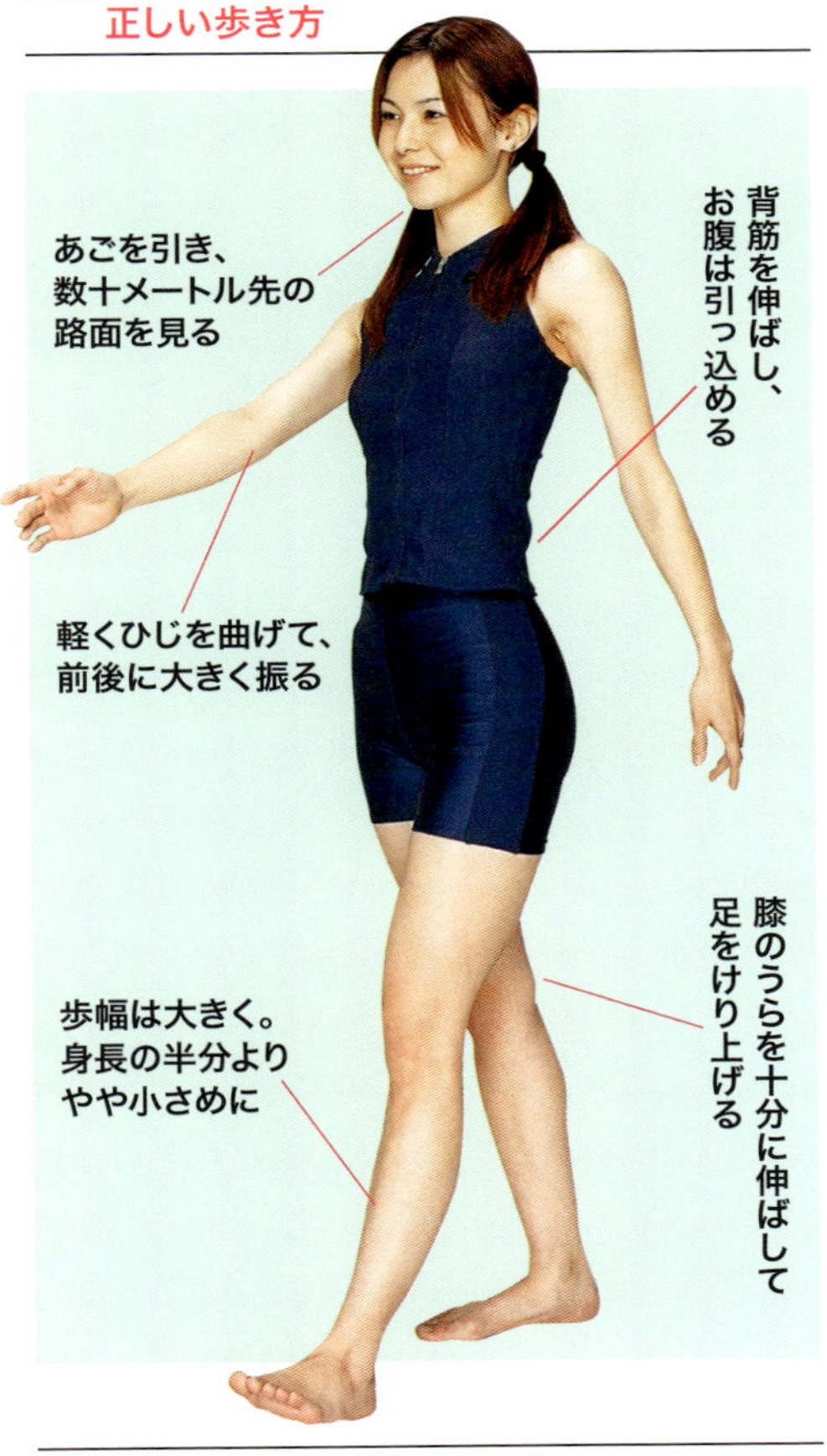

足の正しい運び方

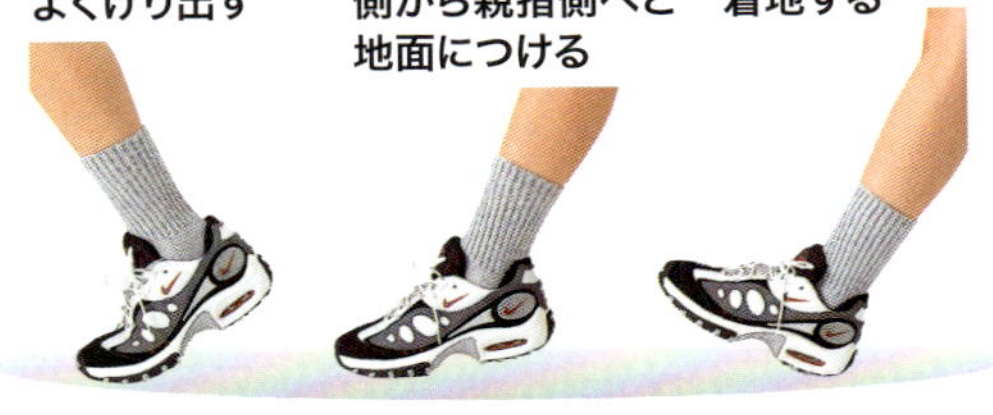
❶かかとから着地する
❷足のうらの小指側から親指側へと地面につける
❸つま先を勢いよくけり出す

意外に運動量が多い【台の上り下り】は脂質異常症などの生活習慣病の改善に最適です

5分間の踏み台昇降運動は30分間のウォーキングに匹敵

現代生活では、車やエレベーター、パソコンなどの便利な道具のおかげで、私たちが体を動かす機会は減る一方です。ほとんどの人が慢性的な運動不足といっても過言ではありません。これでは運動不足を一因とした脂質異常症などの生活習慣病が激増しているのも当然といえば当然です。

そうした生活習慣病の予防や改善のためには、日常的に体をこまめに動かすことが必要です。そういった観点からウォーキングの効果が提唱されていますが、なかなかつづかないといった声もよく耳にします。

そこで、そんな人たちに私がおすすめしているのが踏み台昇降運動です。高さ20㎝ほどの台を上ったりおりたりする運動で、学生時代、体力テストで行ったことのある人もいるのではないでしょうか。

実験の結果、踏み台昇降運動を5分間行ったときの消費エネルギーは125㎉にもなることがわかりました。なんとこれは、20～30分間ウォーキングをしたときのエネルギー消費量と同じです。つまり、踏み台昇降運動のエネルギー消費量は、ウォーキングの約5倍にもなるのです。

また、踏み台に上がるには、足を高く引き上げ、体重をかけて踏んばらなくてはなりません。この運動がまず腹筋に効きます。腹筋はあらゆる運動の基本となる筋肉ですが、通常のウォーキングだけではあまり鍛えることができないので、この点でも踏み台昇降運動のメリットがあります。

手軽にできる踏み台昇降運動はこんな方法で実行します

踏み台昇降運動に使う踏み台は、高さが20㎝ほどで、両足で乗って余裕のある大きさのものがよいでしょう。手ごろな台がない人は、段ボール箱などに詰め物をして作ってみてください。

踏み台昇降運動は、「1、2、3、4…」とリズミカルに、台の上り下りを繰り返します。スピードを上げる必要はありません。息は少し上がるものの、おしゃべりはできる程度の速さで十分です。つらく感じるようならスピードをおそくしてみてください。ときどき、踏み出す足の順番を左右入れかえて行いましょう。
時間は1回5分。これを1日に2〜3回できれば理想的です。つづけているうちに体力がついてきたら、5分以上行ってもよいし、ダンベルなどを持って行うのもおすすめです。
行う場所は、カーペットやじゅうたんが敷いてある部屋、もしくは畳の部屋が最適です。

これは、足が床に着地するときの膝などへの負担を軽くするためです。板の間で行う場合は、下にマットのようなものを敷いたり、厚手の靴下をはくことをおすすめします。また、お年寄りや足が弱っている人の場合は、安全のために壁に手をつきながら上り下りをするようにしてください。

（湯浅景元）

「踏み台昇降」のやり方

片足を台に乗せたら、もう片方の足も台の上へ。初めに乗せた足をおろしたら、もう片方の足もおろす。これを1日5分以上行う。ときどき踏み出す足の順番を左右入れかえて行うとよい

1 踏み台に片方の足を乗せる

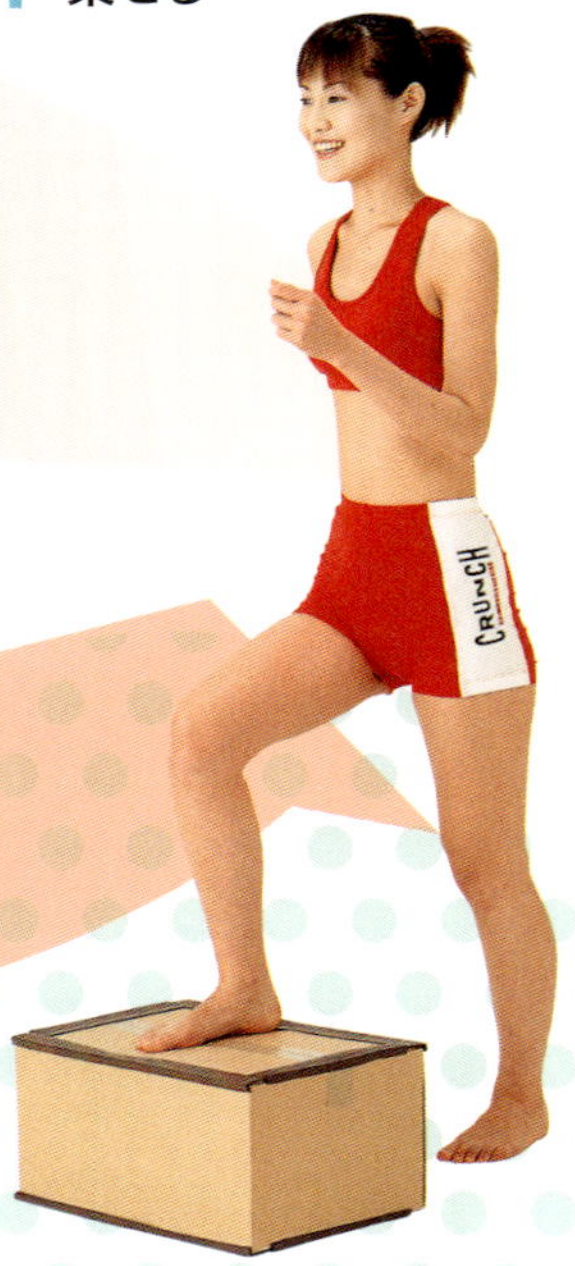

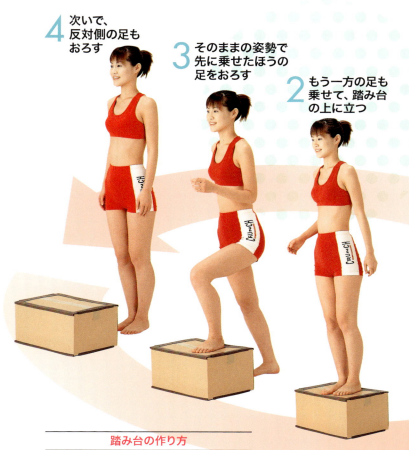

4 次いで、反対側の足もおろす

3 そのままの姿勢で先に乗せたほうの足をおろす

2 もう一方の足も乗せて、踏み台の上に立つ

踏み台の作り方

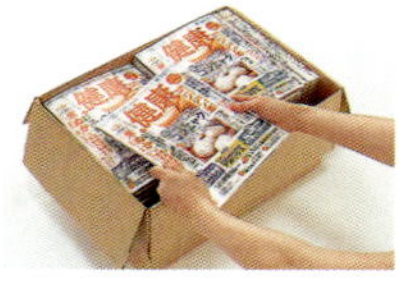

❶高さ20㎝ほどで、幅は両足を乗せても少し余裕のある大きさの段ボール箱に古雑誌を、すき間がないくらいぎっしりと詰め込む

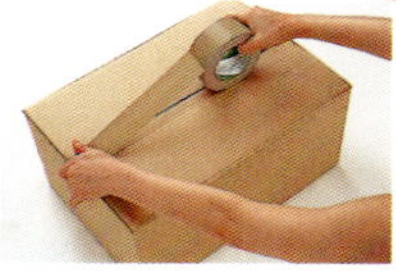

❷人が乗ってもつぶれないくらい、ぎゅうぎゅうに詰め込んだら、蓋を粘着テープでしっかり止める

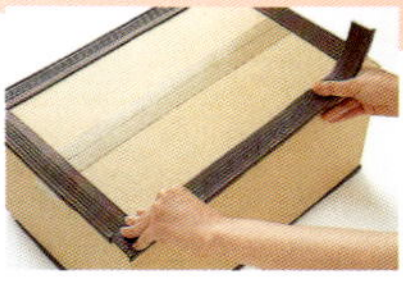

❸足を乗せる面と、底面のへりに、階段用滑り止めテープをはる。滑り止めテープは、ホームセンターなどで販売されている

簡単運動【腕だけ走り】は血行を促進してコレステロール値を下げてくれます

コレステロール値を低下させ、内臓脂肪を落として、動脈硬化などのリスクを減らすには、適度な運動を毎日つづけることが欠かせません。とはいえ、ふだんから体を動かすことに慣れていない人には、軽いジョギングやウォーキングであっても、心臓や肺にかかる負担や、転倒などによるケガの心配もあります。

そこで考えた簡単な運動が、腕だけ走りです。だれにでも覚えられ、足腰の弱ったお年寄りでもすわったままで行える、即効性の高い運動です。

腕だけ走りをすると、血液循環をスムーズにし、肥満や脂質異常症を予防、改善するだけでなく、肩こりや冷え症、むくみといった血行不良に起因する体の不調もよくなります。

やり方は、まっすぐに立って（あるいはいすにすわって）その場で腕だけをジョギングするように前後に振ります。これだけでも十分に効果がありますが、さらに腕を横に広げて肩の位置まで持ち上げる動作や、腕を縦に振ってバンザイをする動作も加えると、いっそう効果的です。

この運動のポイントは腕の重さを利用することにあります。成人の両腕の重さは、体重の約1/8といわれます。片腕分の重量は、50kgの人では約3kg、65kgの人なら約4kgです。日常生活では、いわば、このおもりに引っぱられて、肩の筋肉は緊張状態がつづき、血管は収縮して血液の流れが悪くなっています。

そこで、腕だけ走りを行って筋肉の緊張をほぐすと、血管の収縮と弛緩が活発になって、指先のような末端の血液交換も促進されます。すると、細い血管壁に血液中の脂質が付着するのを妨げて、動脈硬化の予防につながるのです。

また、腕を振ることがウエートトレーニングになるという利点もあります。肩の周りは、三角筋や上腕二頭筋など比較的大きな筋肉が集まっている部位です。これらの筋肉を鍛えることで基礎代謝力をアップし、脂肪を消費しやすい体に変えてくれます。

腕だけ走りを行うコツは、腕振りを各20回、休憩を入れながら1日3セット行うこと。すわって行う場合は、少し足を床から持ち上げ、腰のひねりを意識すると、内臓の働きが活性化され、腹筋も引き締めて、下腹がふくらんだ洋梨型肥満の解消に有効です。

自分のペースに合わせて回数を調節しても、スピードをゆるめてもかまいません。（古藤高良）

腕だけ走りのやり方

基本の動作セット

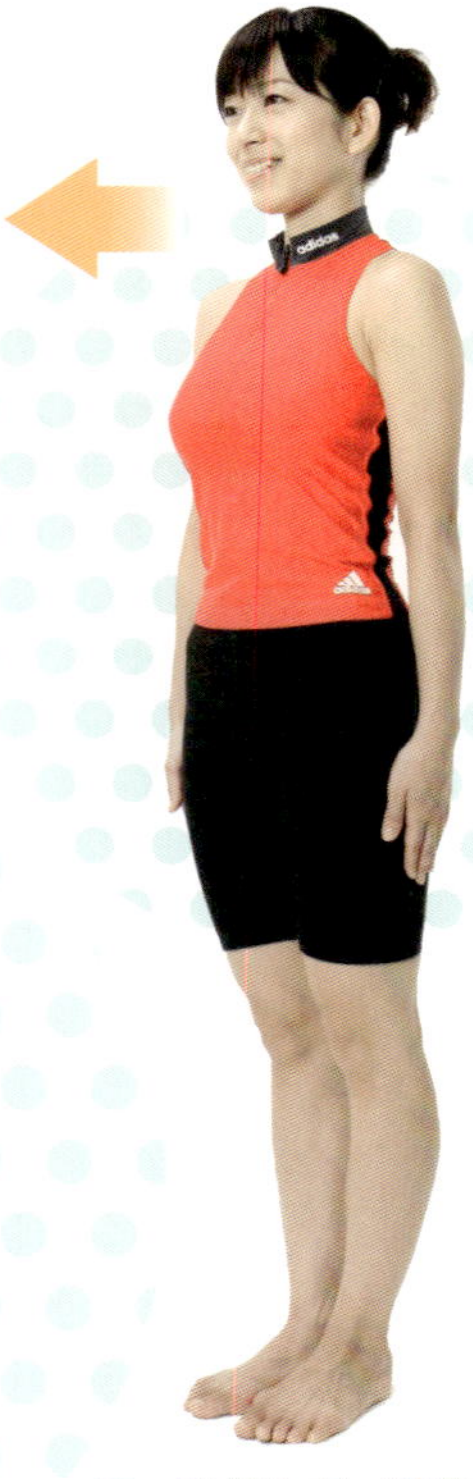

1 動きやすい格好で、背中をまっすぐに伸ばし、体をリラックスさせて立つ

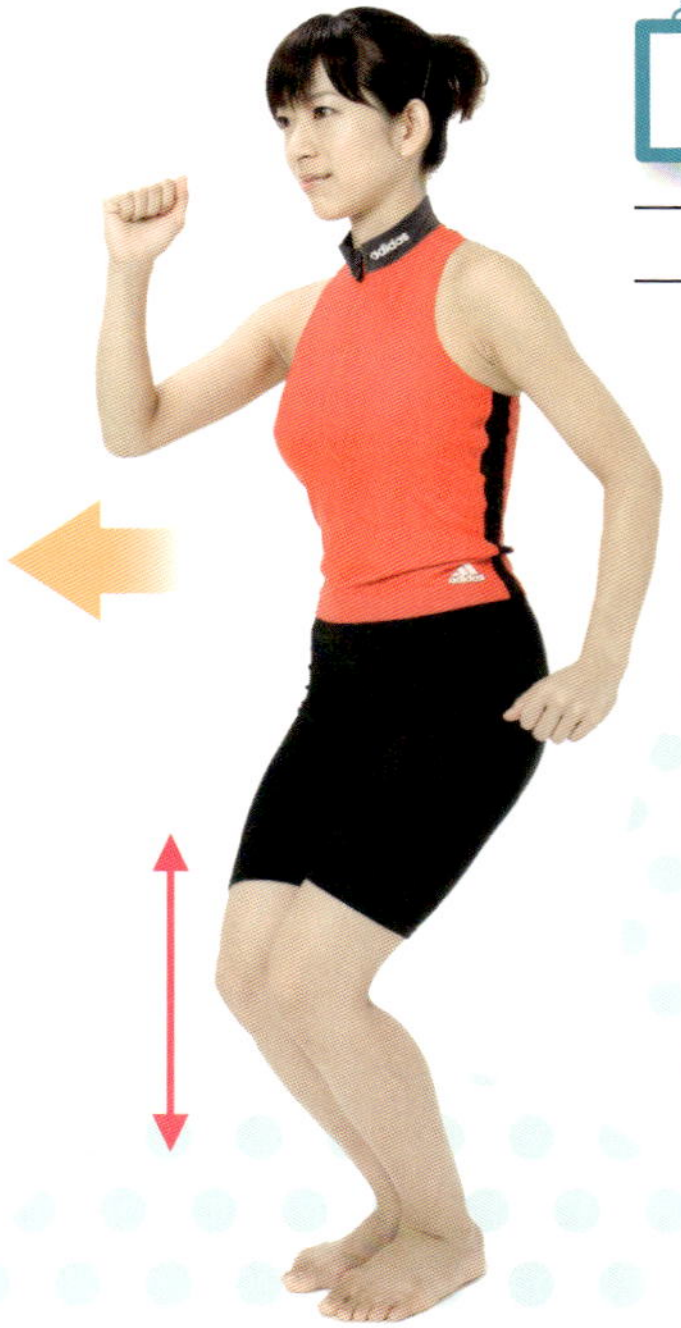

2 おへそに意識を集中し、呼吸をしながら、軽くこぶしを握って腕だけでジョギング。腕を振る速さは自分が気持ちいいと感じる程度で。膝はリズムをとるように軽く曲げ伸ばしをする。20回行う

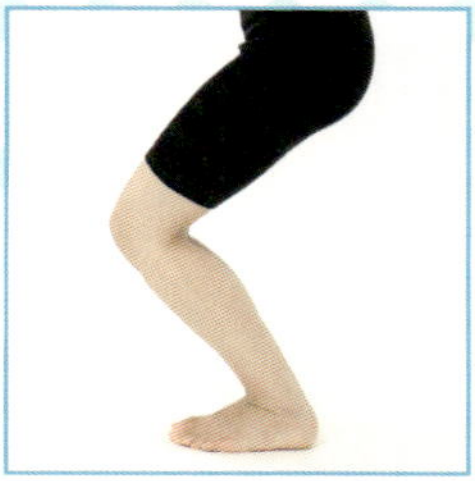

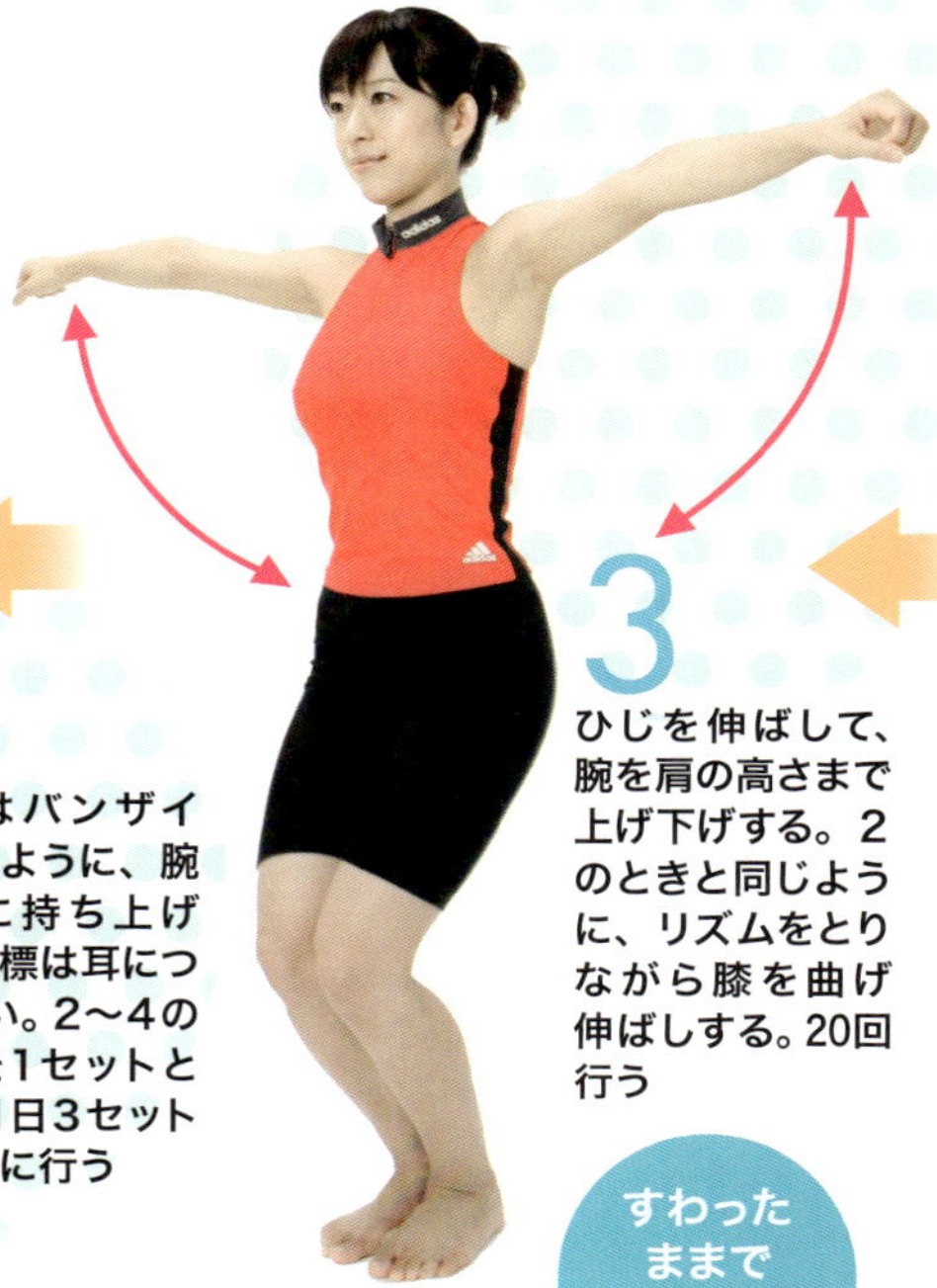

3

ひじを伸ばして、腕を肩の高さまで上げ下げする。2のときと同じように、リズムをとりながら膝を曲げ伸ばしする。20回行う

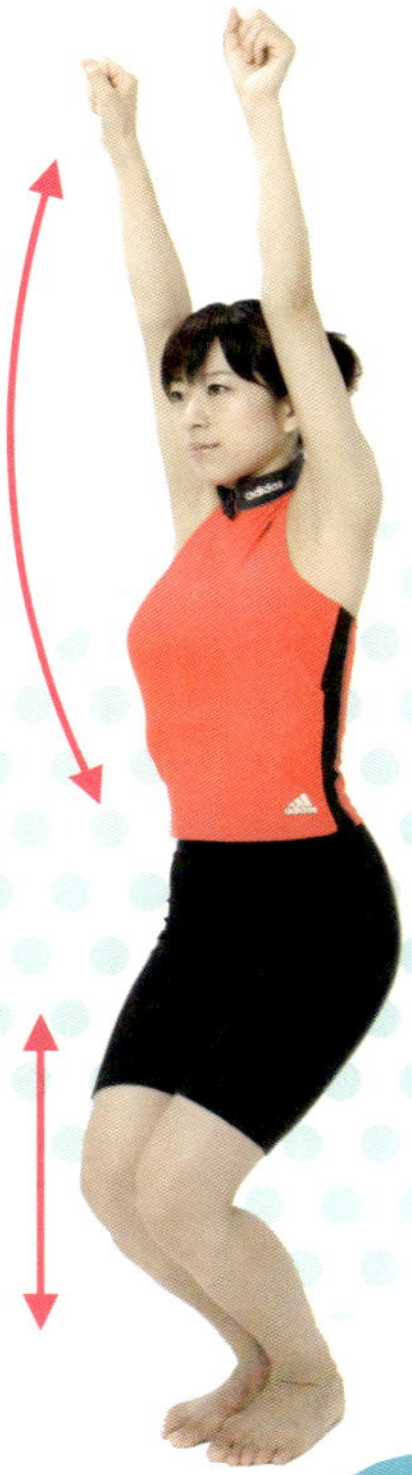

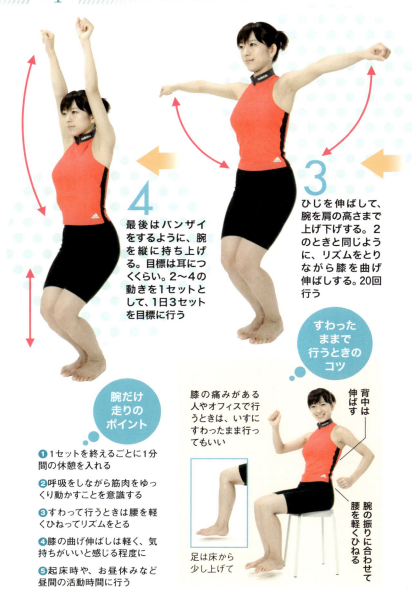

4

最後はバンザイをするように、腕を縦に持ち上げる。目標は耳につくくらい。2〜4の動きを1セットとして、1日3セットを目標に行う

腕だけ走りのポイント

❶1セットを終えるごとに1分間の休憩を入れる

❷呼吸をしながら筋肉をゆっくり動かすことを意識する

❸すわって行うときは腰を軽くひねってリズムをとる

❹膝の曲げ伸ばしは軽く、気持ちがいいと感じる程度に

❺起床時や、お昼休みなど昼間の活動時間に行う

すわったままで行うときのコツ

膝の痛みがある人やオフィスで行うときは、いすにすわったまま行ってもいい

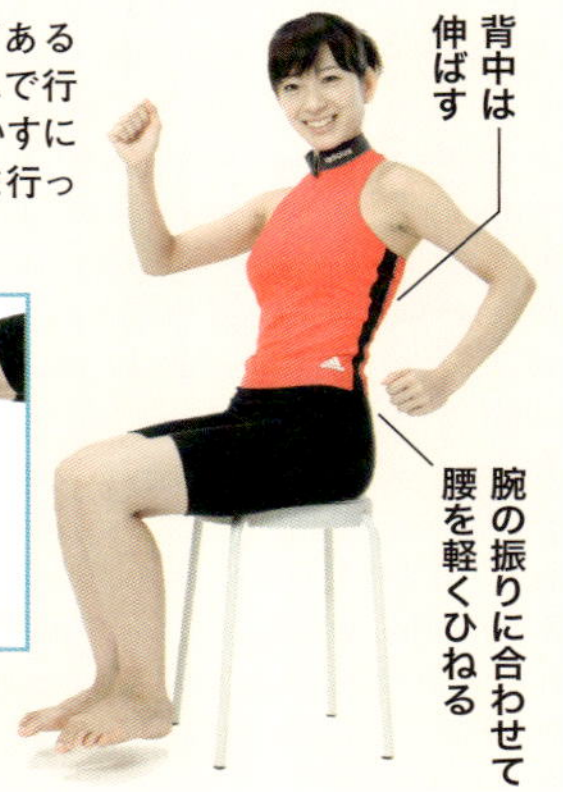
背中は伸ばす
腕の振りに合わせて腰を軽くひねる

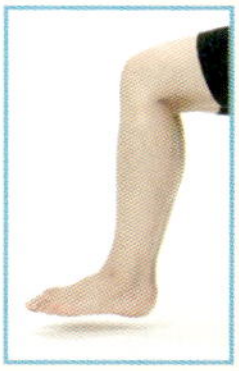

足は床から少し上げて

コレステロールが高い人をはじめ、生活習慣病の人には【その場足踏み】がおすすめ

太ももを高く上げる足踏み運動がコレステロールを下げてくれます

コレステロールを減らすのに運動が必要といっても、年齢や体力、体調によって事情は変わります。そこで、脂質異常症をはじめ、高血圧や糖尿病などの生活習慣病をかかえている人でも、年齢を問わずに手軽にできるのが、太ももを床と平行になるまで高く上げるその場足踏みです。

この運動で重要なのは、太ももを床と平行になる高さにまで上げることです。行う時間は1日にたったの3～4分。体への負担がそれほどかからず、それでいてウォーキングよりも消費カロリーが多く、太ももをはじめ全身の筋肉を効率よく強化できます。

この運動をすると、体脂肪を減らすと同時に、脂質異常症や高血圧、糖尿病、心臓病（狭心症や不整脈）などの改善に大きな効果があります。また、軽度の腰痛や膝痛、胃腸障害（便

秘、下痢）などにも有効であることがわかっています。

全身の血行をよくすることが最大のメリットです

その場足踏みが、こうした効果をあげる理由は、太ももを腰の位置まで高く上げることにあります。太ももを水平に持ち上げるためには、太ももの前部にある大腿直筋、お腹の内臓のさらに後ろにある大腰筋、腰骨の内側にある腸骨筋などの筋肉を中心に、下半身の筋肉をダイナミックに使います。すると、これらの筋肉に多量の血液が流れ、心臓にも多くの血液が流れ込みます。

安静時には、心臓から出る血液の50%は胃や腸など、内臓を流れています。ところが、その場足踏みをすると、筋肉を動かすために血液のほとんどが心臓をはじめ、活動している筋肉へと移行するのです。心臓にはふだんの5倍もの血液が流れ込み、それとともに全身の血行がよくなります。全身の血行が活発になることがその場足踏みの最大のポイントなのです。

その場足踏みのじょうずなやり方と効果的に行うコツ

その場足踏みのやり方は次のようにします。

❶背筋を伸ばし、体をまっすぐにして立つ

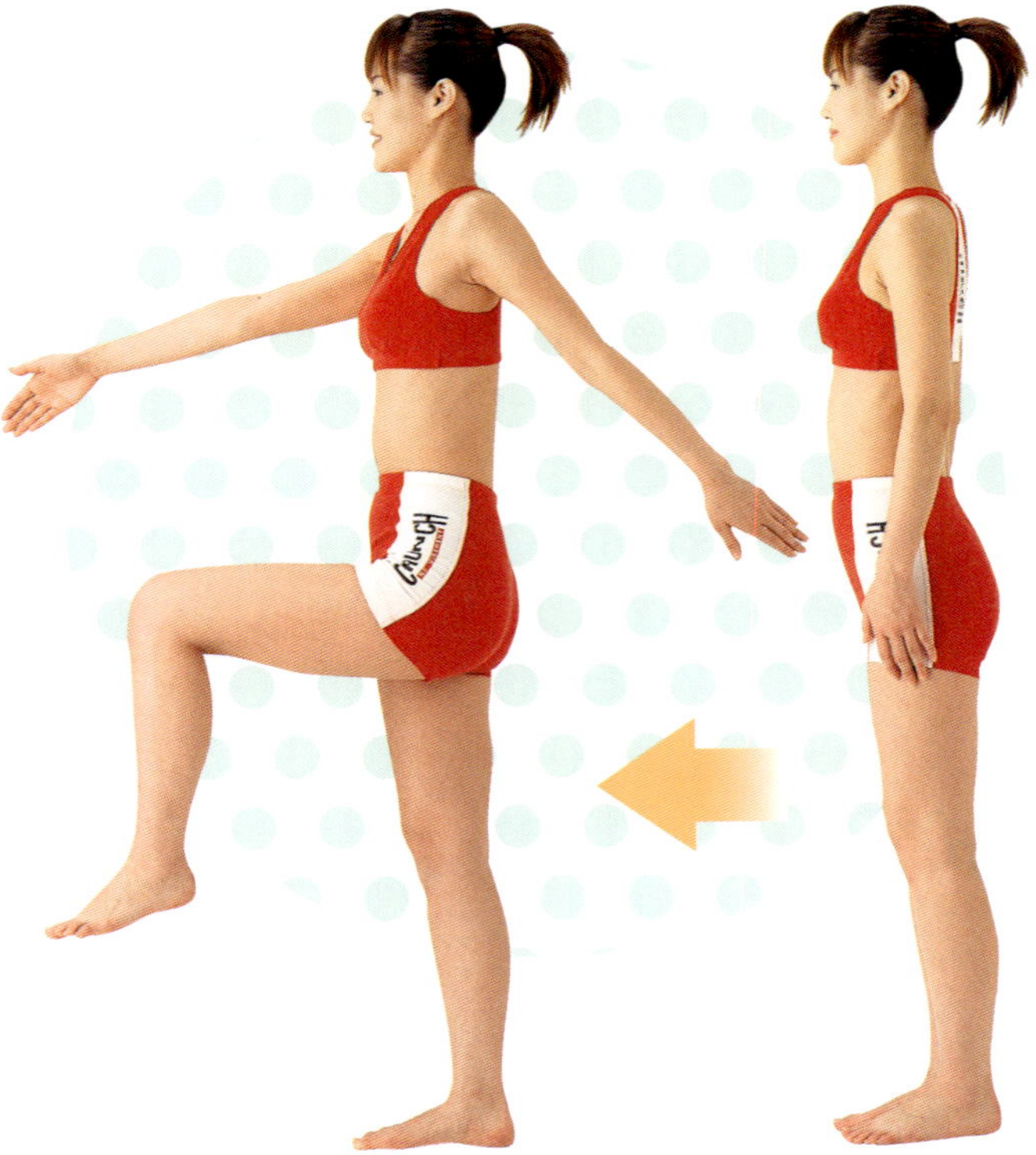

❷左膝が腰骨の高さまで上がるように、つま
り太ももと床が平行になるまで足をすっと上
げ、静かにつま先からおろす。このとき腕は
伸ばして、前後に大きく振る

❸同じように、右足を太ももと床が平行になるまで上げておろす。腕は伸ばして、前後に大きく振る

❹片足の上げ下げを1回と数えて、左足と右足を交互に繰り返して、その場で足踏みする

たったこれだけのことです。ただし、

●太ももを床と平行になるまで高く上げること

●毎日実行すること

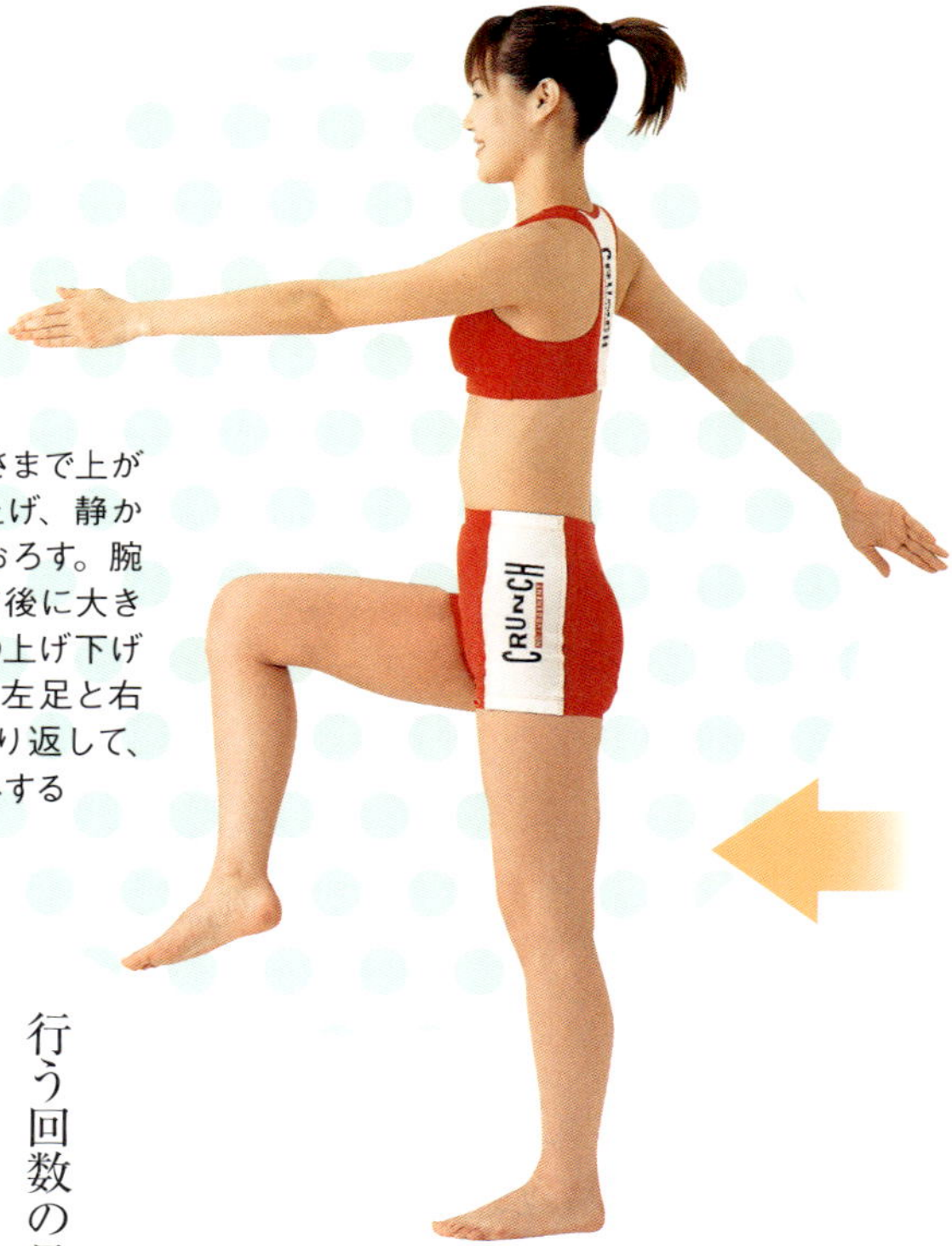

膝が腰骨の高さまで上がるように足を上げ、静かにつま先からおろす。腕は伸ばして、前後に大きく振る。片足の上げ下げを1回と数え、左足と右足を交互に繰り返して、その場で足踏みする

の2点だけは必ず守ってください。

その場足踏みは、室内で場所をとらず簡単にできるため、楽に習慣づけて毎日行うことができるでしょう。高齢の人や腰痛のある人は、いすや壁につかまって行ってもかまいません。

足踏みのスピードや回数は、自分のペースでかまいません。行う回数の目安は、最初のうちは1日に10～20回から始めます。そして、1カ月後には30～50回、3カ月後には100回、そして1年後には300回というぐあいに徐々にふやし

ていきましょう。最終的には、3~4分間で300回というスピードと回数が目安です。スピードはさておき、回数を200回前後できるようになるころから徐々に、病気や不快症状の改善効果がはっきりとあらわれてきます。

1日のうち、いつ行ってもいいのですが、食べ物の消化・吸収を妨げてしまう食後1時間と、血圧が高くなっている入浴の直後に行うのは避けましょう。なお、この運動をさらに効果的にするコツがあります。それは次に紹介する呼吸法を行いながら実行することです。基本は腹式呼吸ですが、口から「フッフッフッフッフッフッ」と息を小刻みに6回吐き出し、鼻から「スッスッ」と2回吸い込むようにします。足踏みのリズムに合わせて数を数えながら行うようにしましょう。

この呼吸法は座禅の呼吸法をもとに考え出したもので、自律神経を調節して、心臓や胃腸など多くの臓器の働きを安定させ、心身ともに調和のとれた状態をつくってくれます。

私の患者さんで、1年間くらいその場足踏みをつづけているのに、どうしても150回しかできないという人がいました。ところが、この呼吸法を行ったところ、3カ月ほどで300回できるようになったというケースがあります。回数がこなせるようになるためにも、呼吸法がたいせつなのです。（加藤治秀）

1日30秒で「気」に満ちた体になり、余分な脂肪が溶けて燃える【脂肪溶解呼吸】

「気」がスムーズだと無駄な脂肪が燃える

「気」とは、すべての根源的なエネルギー。宇宙を構成するのも「気」、地震や台風などの自然現象を起こすのも「気」。私たち人間の生命活動を支えているのも「気」です。「気」が十分に足りていて流れがスムーズだと、何事もよい状態になります。反対に、どこかに滞りがあると、物事に支障をきたすようになります。この「気」の法則が、ダイエットにもあてはまるのです。体をたくさんの「気」がスムーズに流れていれば代謝がよくなり、無駄な脂肪がどんどん燃えます。また、少々食べすぎることがあっても、ぜい肉になる前に燃焼されてしまいます。

動き＋呼吸＋イメージで体は劇的に変わる

「気」を高める方法として、とても効果的なのが【脂肪溶解呼吸】です。呼吸をすることで体の中にある邪気を排出し、新鮮なエネルギーをとり入れることができます。すると、まず、「内環境」が変化します。心身が「快」の状態に変化し、やる気が出てきたり、疲れにくくなったり、幸せで楽しい気分になったり、きれいになったり。さまざまな「快」の効果が出てくるのです。幸せで楽しい気分になれば、必要以上の量を食べることがなくなっていきます。これだけでもダイエット成功への第一歩といえます。

脂肪溶解呼吸がダイエットによく効くのは、「動きと呼吸が組み合わさっている」という点にもあります。「スッスッスッ」と、短い間隔で息を吐くたびに、お腹をへこませ、丹田を刺激します。腹筋運動にもなり、丹田が刺激されることで、「気」がより集まりやすくなるのです。もうひとつ重要なのが「イメージしながら行う」こと。脂肪溶解呼吸をするときは、余分な脂肪が溶けていく様子や、やせて美しくなった自分の姿を思い浮かべながら行います。1日30秒~1分ずつ、まずは1週間つづけてみてください。あなたの体にたくさんの「気」が流れて、食欲が落ち着いたり、幸せになったり、いい変化が訪れるはずです。

（観月 環）

【脂肪溶解呼吸】のやり方

内股ぎみに立ち、両手を丹田のあたりにおく。口を「い」の字に開けて、歯の間隔から「スッ、スッ、スッ」と、短い間隔で息を吐く。息を吐くときに、お腹をへこませる

Point!
1日1回30秒～1分行う

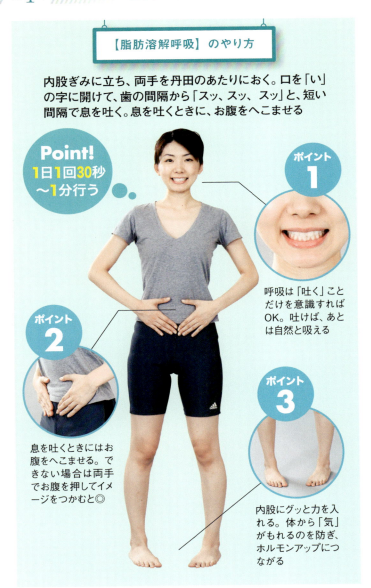

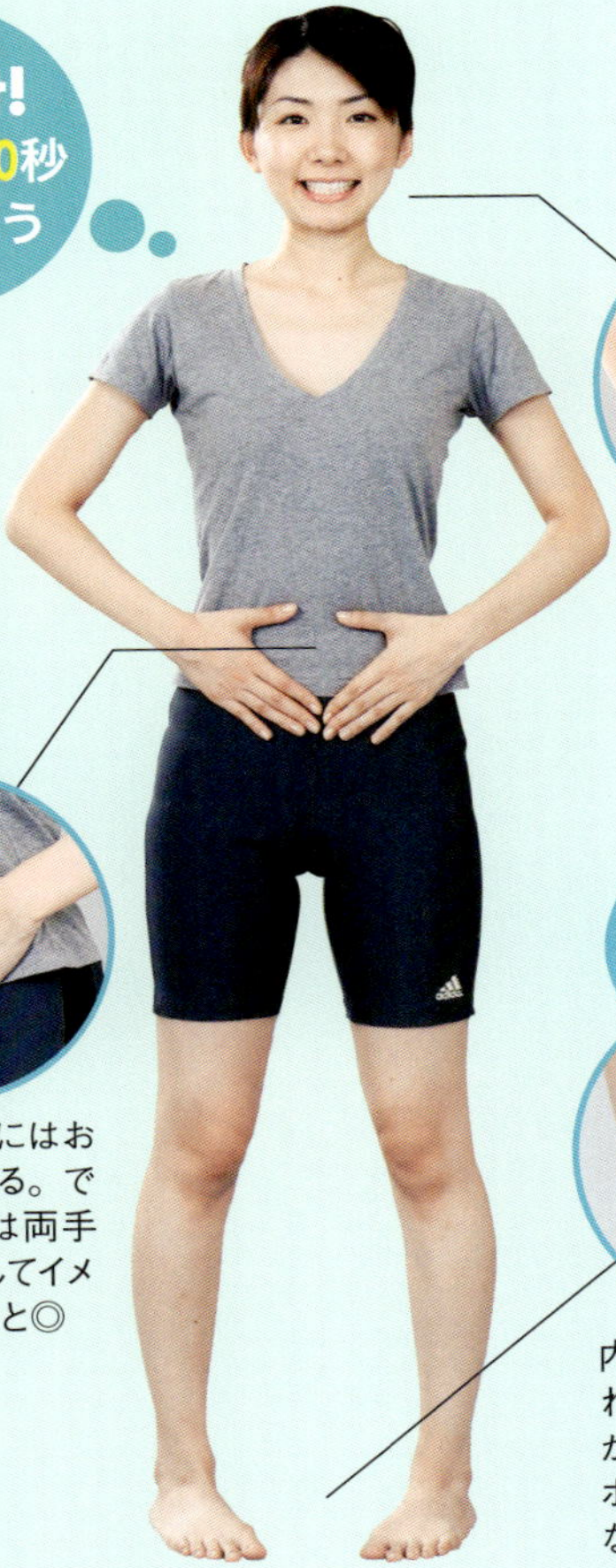

ポイント 1

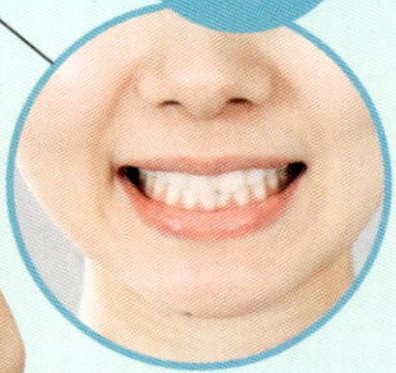

呼吸は「吐く」ことだけを意識すればOK。吐けば、あとは自然と吸える

ポイント 2

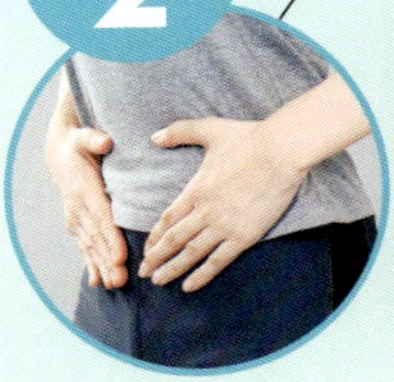

息を吐くときにはお腹をへこませる。できない場合は両手でお腹を押してイメージをつかむと◎

ポイント 3

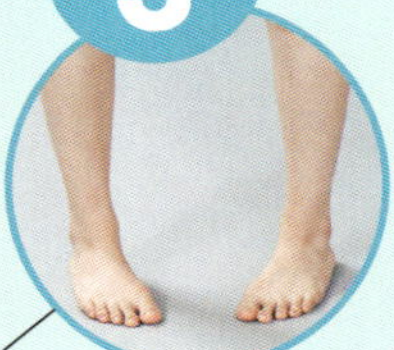

内股にグッと力を入れる。体から「気」がもれるのを防ぎ、ホルモンアップにつながる

へそを温めるだけで内臓脂肪がメラメラ燃える【塩へそ袋】

へそで温められた血液が細胞を元気にする

漢方の伝統的な治療法に、「へそ灸」があります。これは、竹筒に塩ともぐさを入れ、へその上にのせて火をつけてお灸をするというもの。

体の中でも重要なツボのひとつであるへそを温めることで、そのすぐ下にある胃や小腸、骨盤の中の内臓全体も温められて、働きが活性化します。さらに、お腹で温められた血液が全身に行き渡って、血液の流れをスムーズにするのです。

竹筒やもぐさを使う、昔ながらの方法は少々手間なので、私がおすすめするのは、竹筒のかわりに布を、もぐさのかわりに体を温める効果の高いとうがらしを使う、簡単にできる【塩へそ袋】。使い方も電子レンジで温めるだけと手軽です。

熱をためやすく、天然のミネラルを豊富に

含んだ天然塩（あら塩）を使いますが、体の冷えをとり、内臓の働きを活発にするという点では、とても優れた素材です。

塩は人肌にちょうどよい温度を保ち、じわじわとお腹全体を温めます。時間がたてば自然と冷めるので、温めすぎや低温やけどになる心配がありません。

しかもこの塩へそ袋は、内臓脂肪も燃やしてくれる効果もあるのです。メタボリックシンドロームの要因である内臓脂肪は、運動不足や基礎代謝力の低下が原因で、内臓にため込まれた脂肪のこと。

塩へそ袋でお腹のまわりを刺激すれば、冷えが改善して細胞の活性力がアップし、少しの運動でも脂肪が燃えやすく、やせやすい体質になります。

塩へそ袋をお腹にのせて寝転がるだけで、メタボ腹解消に近づきます。ウエストまわりが気になってきたという人は、ぜひ、一度試してみてください。

手作りした塩へそ袋は5～6回使えます。電子レンジで加熱しすぎた場合は手でたたいて少し冷まし、低温やけどを避けるために、必ず腹部にタオルを敷き、その上にのせてください。

（秋山あかね）

【塩へそ袋】の作り方&使い方

Point!
毎日でもOK。寝る前が快適

材料・用意するもの

- 大きめの布…1枚
- 天然塩…約150g
- とうがらし…5g
- ひも、茶わん、霧吹き

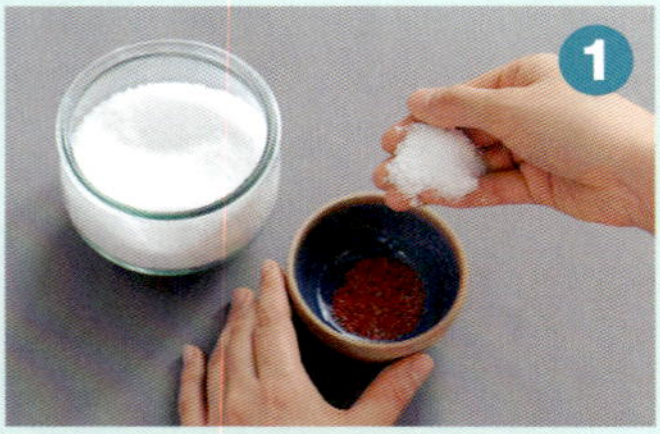

とうがらし、天然塩の順番で茶わんにいっぱいになるように盛る

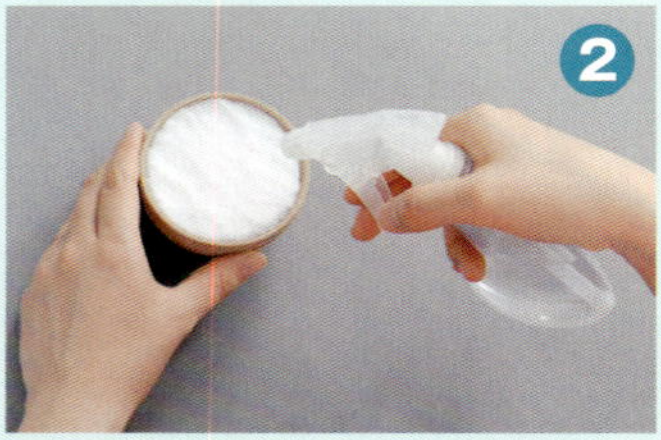

塩にまんべんなく水をかける。霧吹きがなければ小さじ1の水をかける

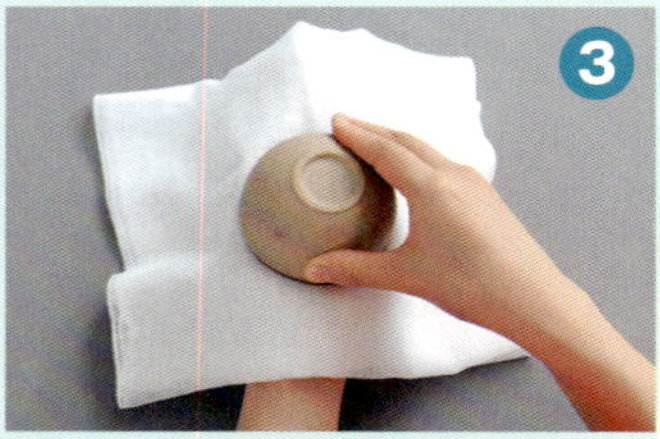

布をかぶせ、中身がこぼれないように逆さにしてあけ、口をひもでしばる

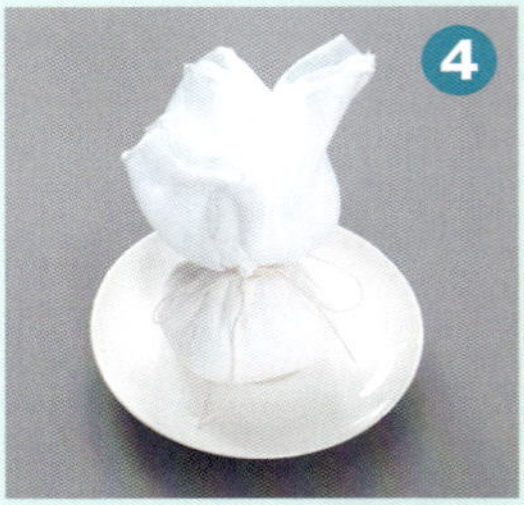

耐熱皿にのせ、レンジで1分加熱。2回目以降再利用するときは、皿に小さじ1の水を張り加熱

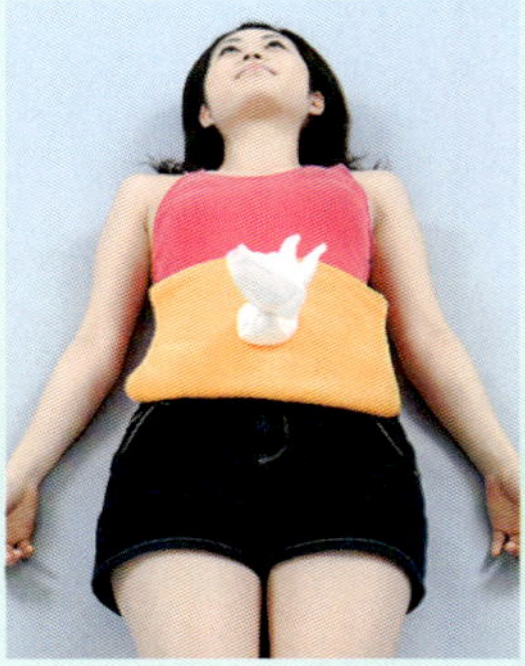

使い方

へその上にタオルを敷き、その上に④をのせて10分以上温める

第2章

コレステロールを
食事のとり方で下げる

つらい食事制限やひもじい思いをするのではなく、食事の考え方や常識を少しだけ変えることがいちばんたいせつでした。

脂質異常症を改善するための最も基本的な食生活の6つのルール

脂質異常症を改善するには、正しい食生活を送ることが最も重要です。以下にあげるのが、そのための基本ルール。このルールを守るだけで、かなり血中脂質値の改善が期待できます。現在の自分の食生活とくらべてみて、実行できているかどうかチェックしてみましょう。

（石川俊次）

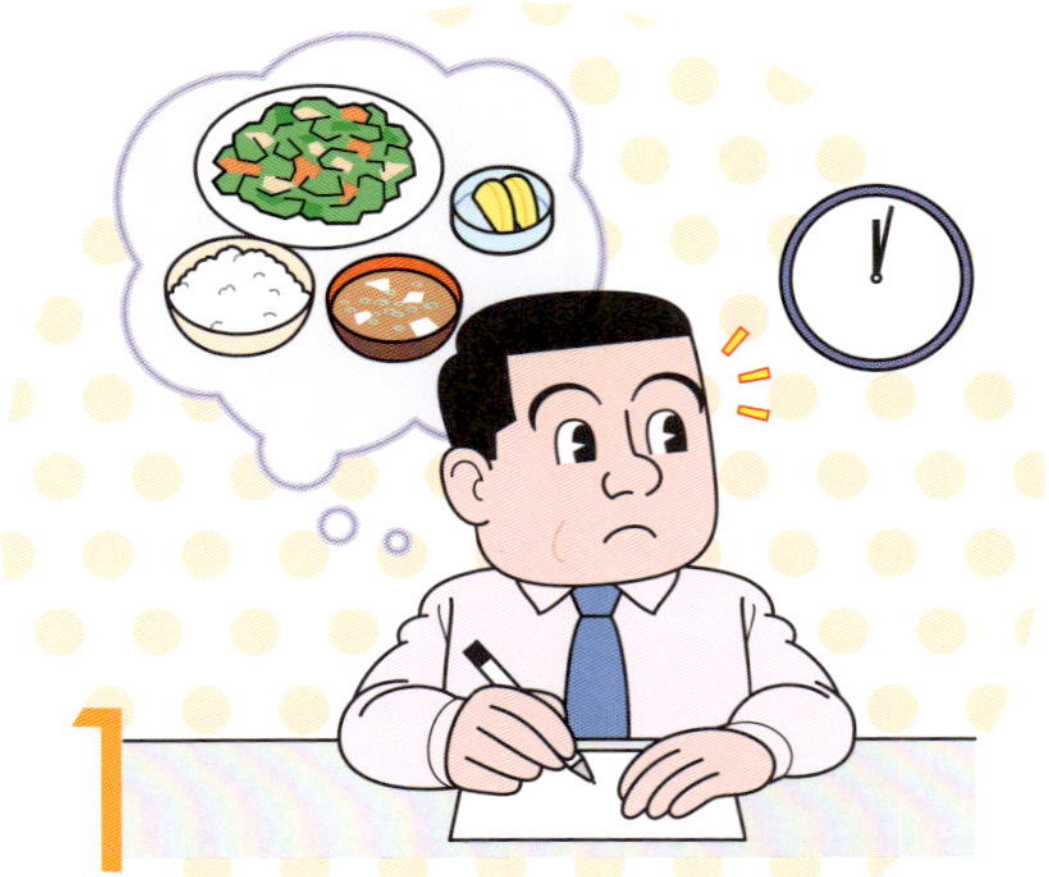

1 毎日規則正しくしっかりとる

1日3食を、いつもだいたい決まった時間に毎日規則正しくとるようにします。朝食と昼食、昼食と夕食それぞれの食事の間隔は5～6時間あけるのが適当です。こうしたリズムできちんと食事をとれば、間食や大食いをかなり防げるだけでなく、体に蓄えられた中性脂肪を効率的に消費させるのに役立ちます。

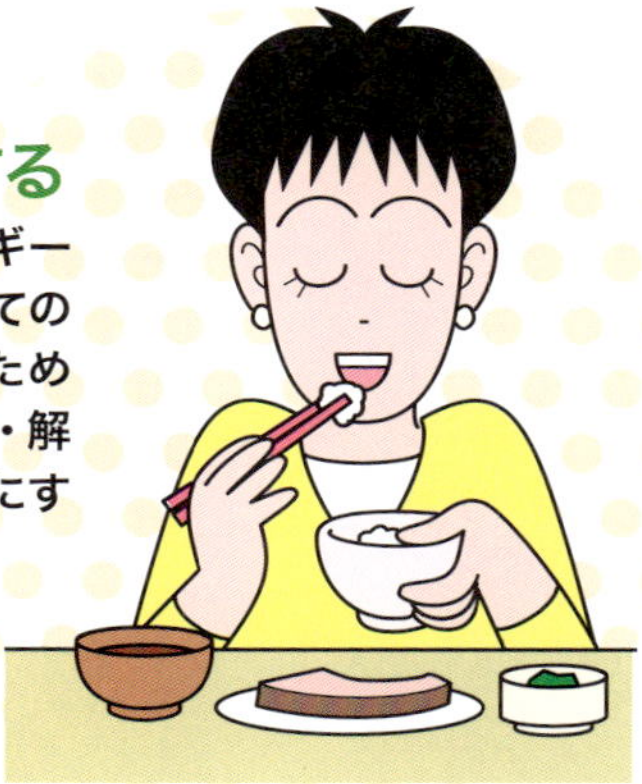

2 食事の量を適正にする

食事の量、つまり摂取エネルギー量を適正にすることは、すべての生活習慣病の予防や改善のための必須項目です。肥満の予防・解消のためにも、食事量を適正にすることは欠かせません。

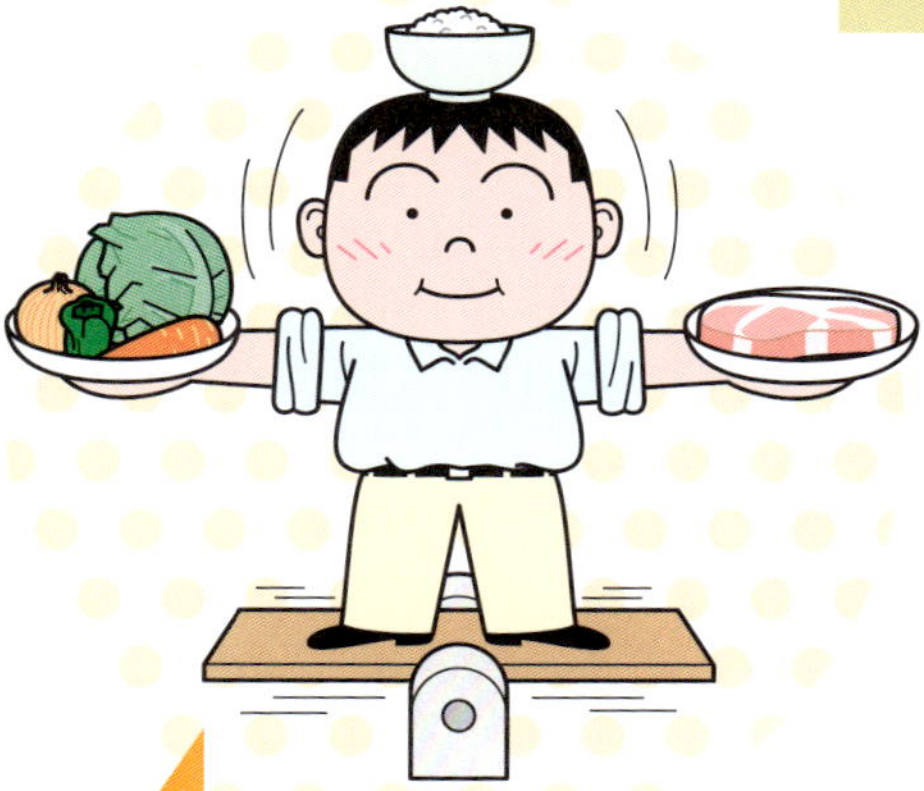

3 栄養素のバランスをよくする

適正な食事量で、必要な栄養素を過不足なく偏りなくとることは、健康的な食事の基本です。偏食や好物ばかり食べる食習慣は、栄養バランスを悪くします。

4 夜食や夜遅くの食事は控える

寝る前の3時間以内に飲食をすると中性脂肪値が上がりやすくなるので、「夜遅くには飲食をしない、就寝3時間前には飲食をしない」を生活のルールにしましょう。夜食をやめるコツは、夜食がほしくなるような夜ふかしをしないこと。生活パターンが夜ふかし型の人は、朝型に変える努力も必要です。

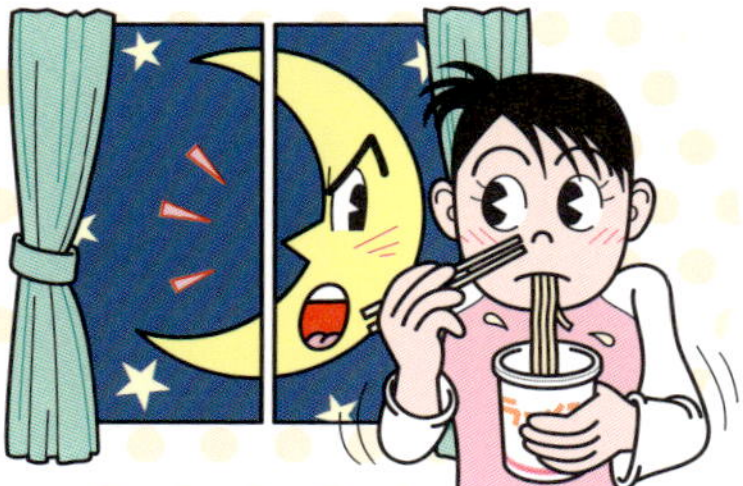

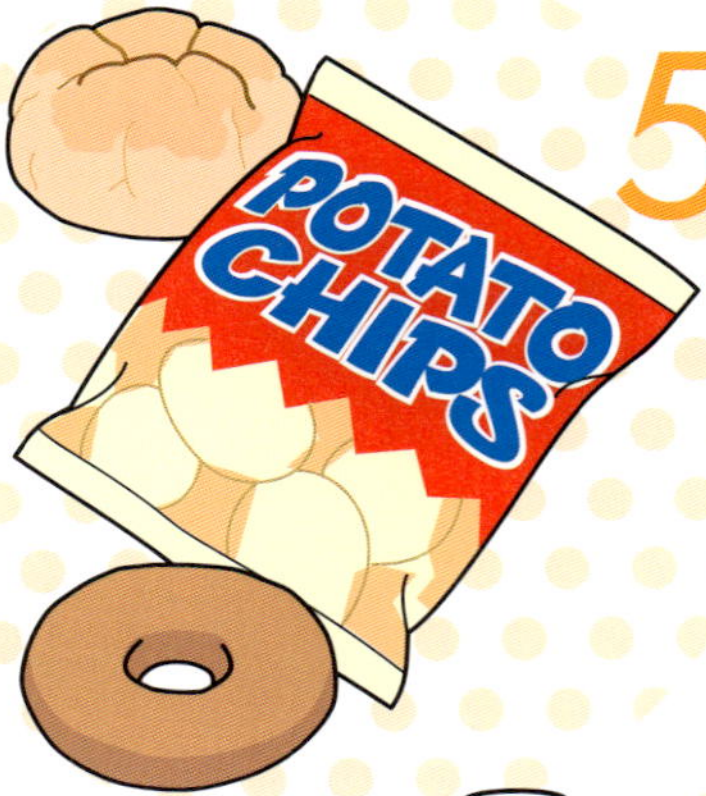

5 間食はしない

間食をやめるだけで、1日3食、栄養バランスのよい適正な量の食事を実践しやすくなり、肥満解消や脂質値の改善に大きな効果が上がる人も少なくありません。

6 飲酒は控えるか、適量にとどめる

過度の飲酒は特に中性脂肪値を高めます。高中性脂肪血症の人が断酒するだけで、中性脂肪値がかなり低下することがわかっています。

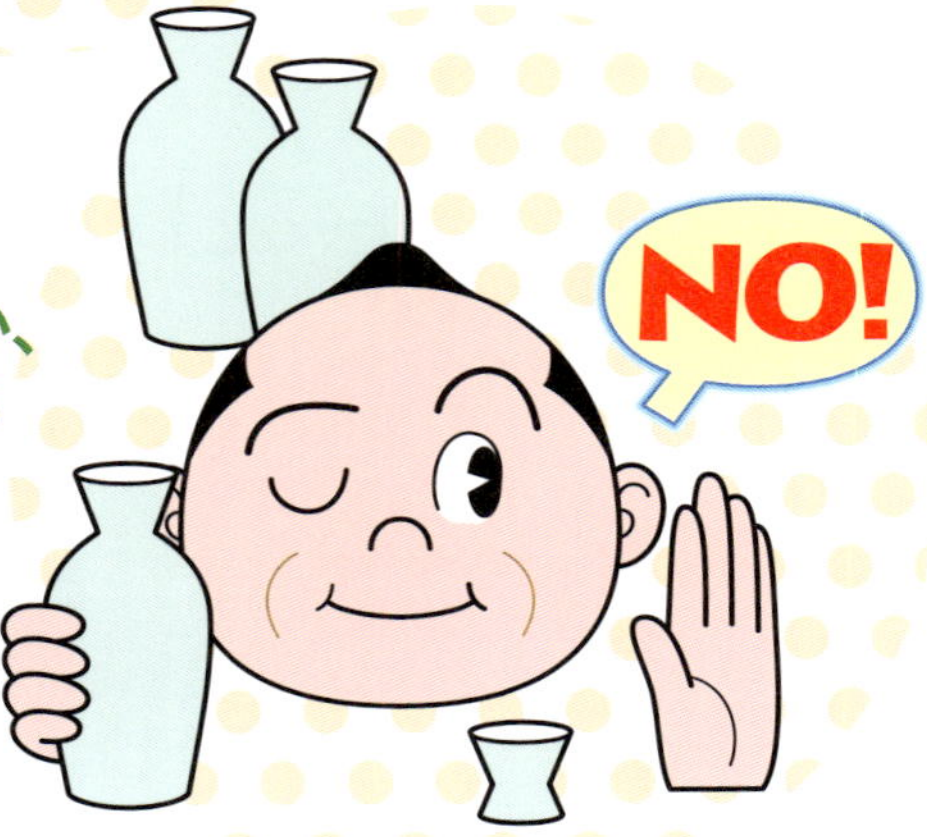

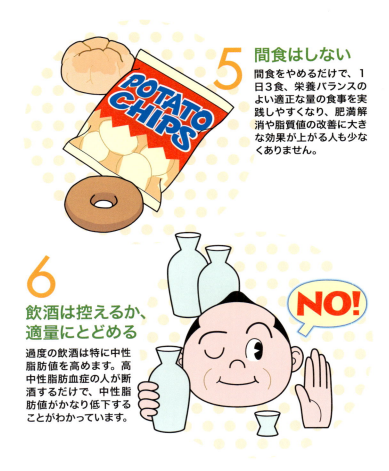

悪玉のＬＤＬコレステロール値と中性脂肪値を下げるための食事のポイント

善玉のＨＤＬコレステロールをふやすことはなかなかむずかしく、現在できる対策は、禁煙と運動不足、肥満の解消といわれています。食事面では、中性脂肪値を適正にする対策をとることです。

というのは、中性脂肪値とＨＤＬコレステロール値の間にはシーソーのような関係が見られることが多く、ＨＤＬコレステロールをふやすには、まず血液中の中性脂肪を減らすことがポイントになるからです。

なお、これらのポイントに加えて、大豆食品をとる（88ページ参照）ことや、青背の魚をとる（82ページ参照）ことも忘れてはならないコツです。

（石川俊次）

LDLコレステロール値を下げる食事のポイント

1 食事の量を適正にする

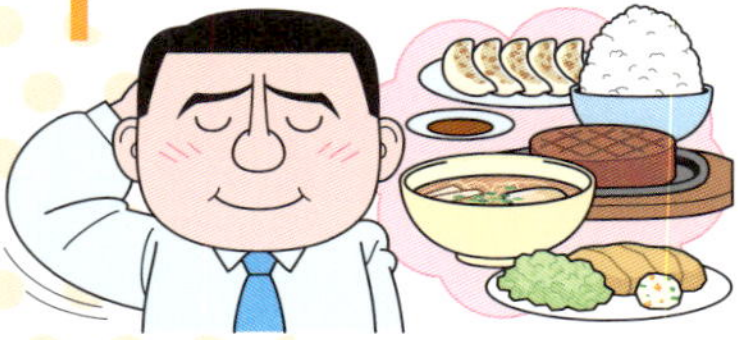

食事量が多いと、体内で合成されるコレステロール量がふえます。お腹いっぱい食べるのは食べすぎ。腹八分目に抑えることを心がけます。

2 コレステロールの多い食品の摂取量を減らす

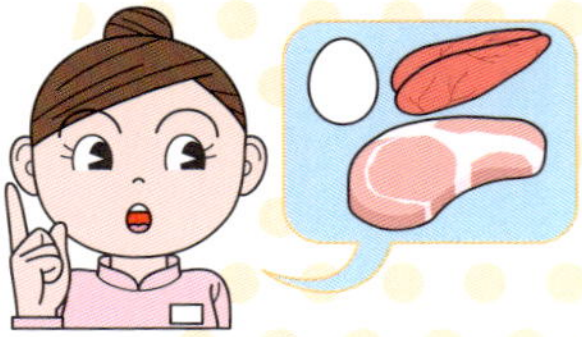

日本動脈硬化学会のガイドラインでは、食品から摂取するコレステロール量を1日200㎎以下と提示しています。

3 食物繊維の摂取量をふやす

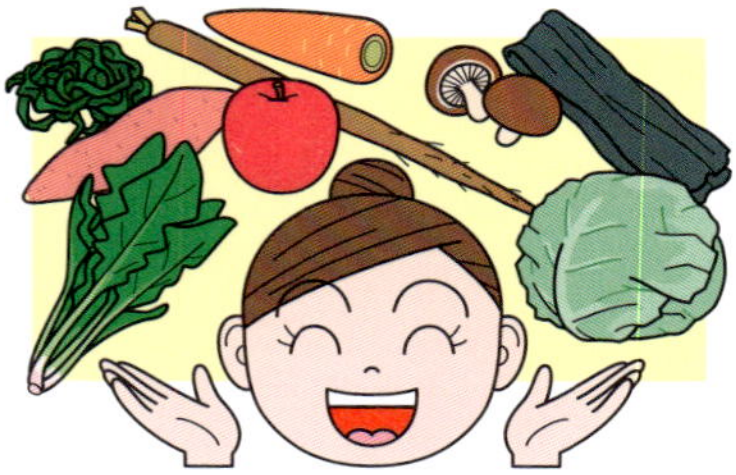

食物繊維は胆汁酸やコレステロールを吸着して体外に排出するのを助けます。野菜などで食物繊維を積極的にとるようにします。

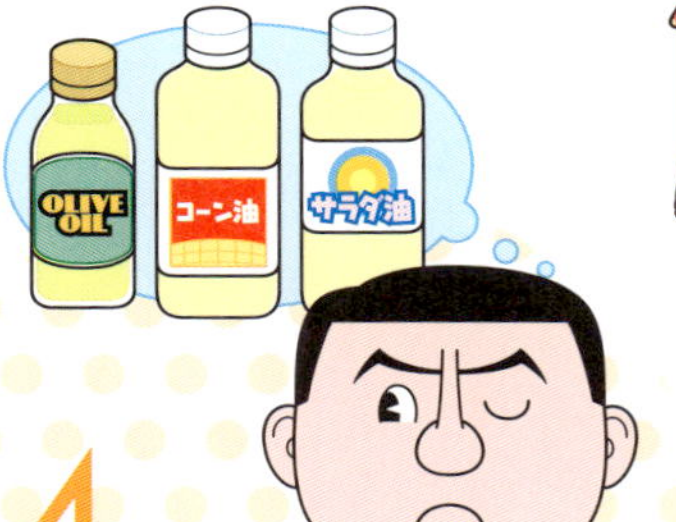

4 脂肪の摂取量を抑え、脂肪の種類のバランスを適正にする

油脂類は食品中では最も高エネルギー。とりすぎるとエネルギー過剰になり、中性脂肪やコレステロールの増加を招きます。

中性脂肪値を下げる食事のポイント

1 食事の量を適正にする

食べすぎで余ったエネルギーは中性脂肪になり、その一部が血液中の中性脂肪になります。お腹いっぱい食べず、腹八分目までを心がけます。

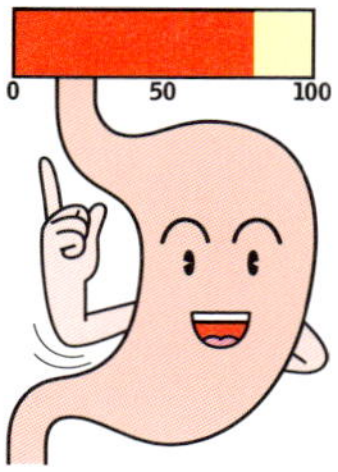

2 甘い糖質（糖分）を控える

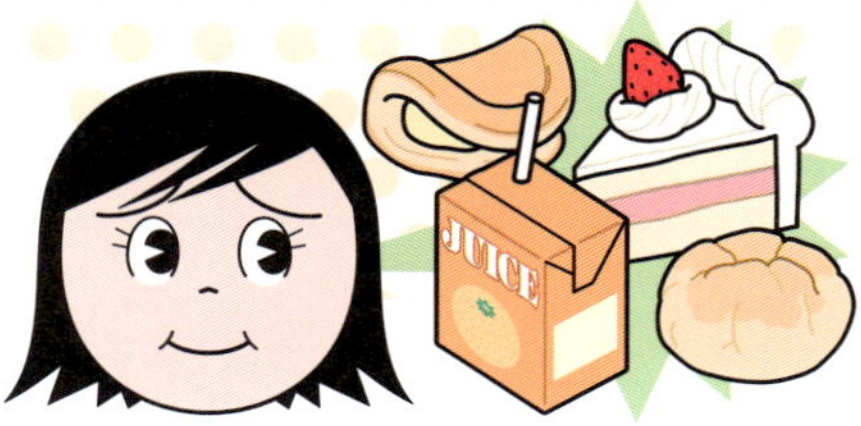

糖分をとりすぎると中性脂肪になるので、砂糖などを使った食品（菓子類やジュース類など）をとりすぎないようにします。また、果糖をとりすぎないように果物の食べすぎにも注意します。

3 脂肪の摂取量を抑え、脂肪の種類のバランスを適正にする

油脂類は食品中では最も高エネルギー。とりすぎるとエネルギー過剰になり、中性脂肪やコレステロールの増加を招きます。

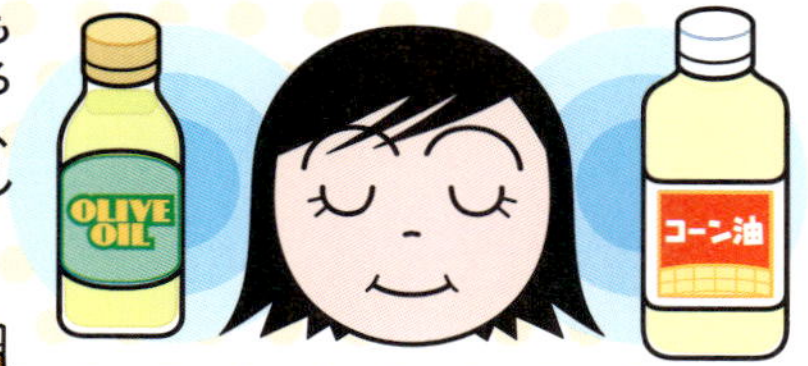

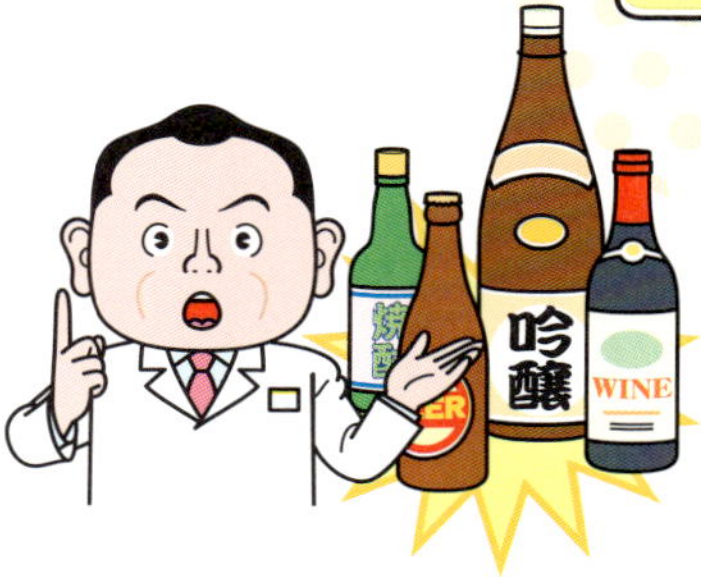

4 お酒を極力控える

コレステロールを下げるには、まず食べすぎを改め、適正な量のエネルギーをとるようにします

食事量が多いと総コレステロールも増加してしまいます

動脈硬化を防ぐ大きなポイントのひとつは、ＬＤＬ（悪玉）コレステロールをふやさないことです。そのためには、ただコレステロールが多く含まれている食べ物だけを控えればいいと思われがちです。しかし、それだけでは不十分です。なぜなら、コレステロールの大半は体内でつくられ、その原料は食物に含まれる脂肪や炭水化物、タンパク質からできてくる物質だからです。つまり、全体の食事量が多ければ、総コレステロールも増加してしまうのです。

ですから、最も重要なのは食べすぎないこと、いいかえれば1日の食事の総エネルギーを適正な量に抑えることです。

そのうえで、さらにコレステロールが多い食品や、コレステロールをふやしやすい脂肪などが多く含まれる食品を控えることが大事です。

適正な食事量とは1日に必要なエネルギーです

適正な食事量とは1日に必要なエネルギーのことです。

1日に必要なエネルギーは、性差、年齢、身長、体重、活動量などによって違います。目安としては、56ページに示した計算法で算出できます。

標準体重は、国際的にも広く使われている指標であるBMI（ボディマスインデックス）による計算法が一般的です。

標準体重1kgあたりに必要なエネルギーは、活動量の程度によって違いますが、デスクワークなどの軽作業の場合は通常25～30kcalを目安にします。

たとえば、体重60kgの人なら、1日あたり

体内で合成されるコレステロールと食物からとり入れるコレステロール

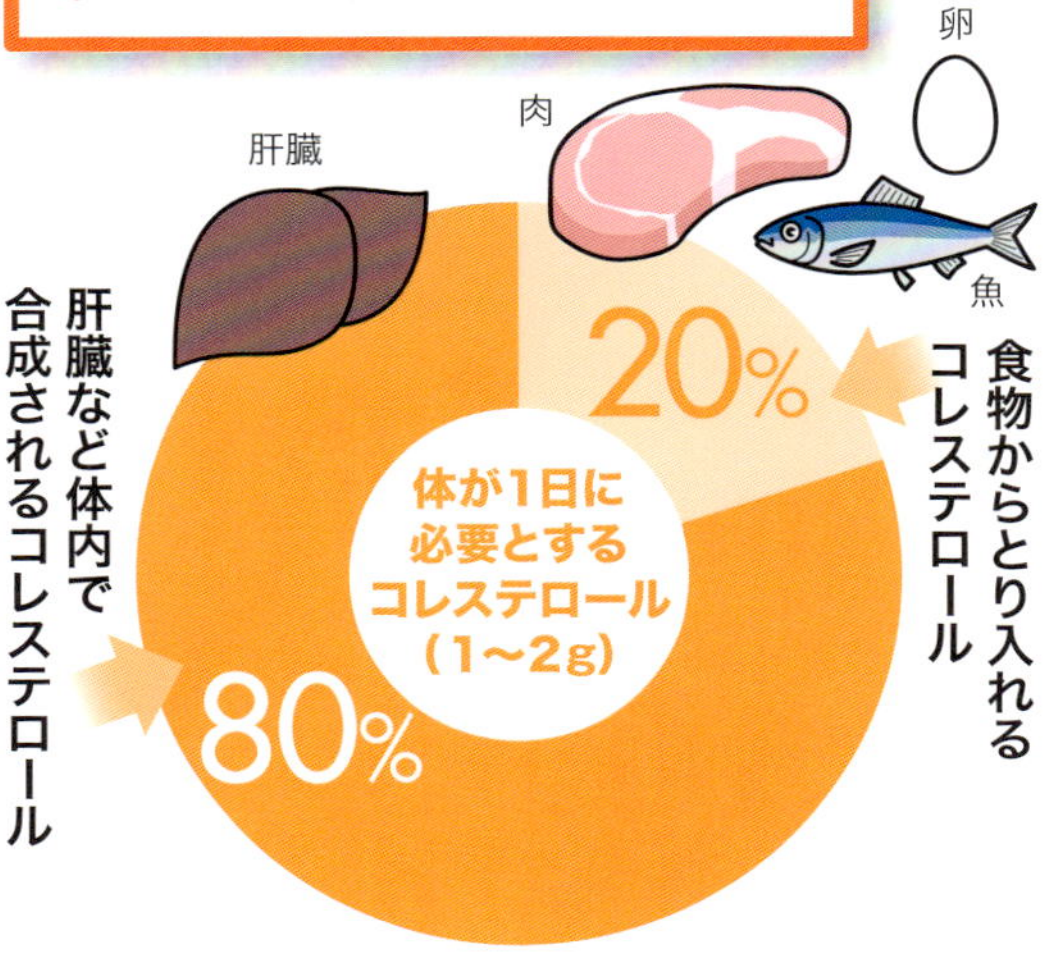

1500～1800kcalの食事量に抑えるようにするわけです。

ただ、標準体重を維持できる量が適正なエネルギー量ともいえるので、体重や肥満度を見ながら、1日に必要なエネルギー量を加減します。

（石川俊次）

適正な食事量を算出するための計算法

1日に必要なエネルギーを算出するための計算法

1日に必要なエネルギー（kcal）＝標準体重（kg）×標準体重1kgあたりに必要なエネルギー（kcal）

標準体重を算出するための計算法

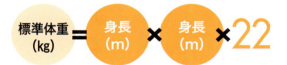

標準体重（kg）＝身長（m）×身長（m）×22

【例】身長158cmの人の標準体重＝
1.58×1.58×22＝54.9kg

標準体重1kgあたりに必要なエネルギー

デスクワークの多い事務員、技術者、管理職などの場合	25～30kcal
外回りが多い営業マン、店員、工員などの場合	30～35kcal
農業・漁業従事者、建設作業員などの場合	35～40kcal

※数字に幅がありますが、やせ型や若い人は高いほうの数字をとります。逆に、肥満型や老人は低いほうをとります。

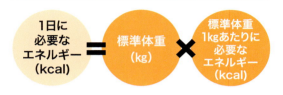

肉はコレステロールを上げるどころか、むしろ上昇を抑える作用があります

コレステロールや脂肪が多いからと、肉類を極端に避けるのは大きなまちがいです。

コレステロールの多い食品を食べることだけがコレステロール値を上げるわけではありませんし、何よりコレステロールは体内で実にたいせつな働きをしています。

また、肉食をやめてしまうと、体をつくるタンパク質の摂取量が不足するおそれがあるうえ、活力ややる気がうせて、仕事にも支障が出てくるでしょう。肉には、植物性タンパク質や魚では補えない栄養素や生理活性物質がたくさん含まれているからです。

たとえば、セントロニンです。セントロニンは肉に含まれるトリプトファンという必須アミノ酸から生成され、脳神経の情報を伝達する物質としても働いています。セントロニンの濃度が下がるとうつ状態になり、自殺する人がふえることがわかっています。

また、肉には脳によい影響を与え、精神的にも好ましい作用をもたらすアナンダマイド

という物質が含まれています。アナンダマイドは至福物質と呼ばれ、幸福感や爽快感、痛みを緩和する効果をもたらす脳内のエンドルフィンという物質と似た作用を持つことがわかっています。

肉に含まれるペプチドという複数のアミノ酸が結合した物質からも、さまざまな生理活性作用が発見されています。まず、ペプチドには高血圧を抑制する作用があります。また、羊などの肉の中からは、脂肪の燃焼に必要不可欠なカルニチンというペプチドが発見されています。

さらに、タンパク質をパパインという酵素で分解してできたペプチドには、コレステロールの上昇を抑える作用があることが以前からわかっていましたが、豚肉にはこれと同じ

体を健康に保つためには
1日これだけのタンパク質が必要

魚

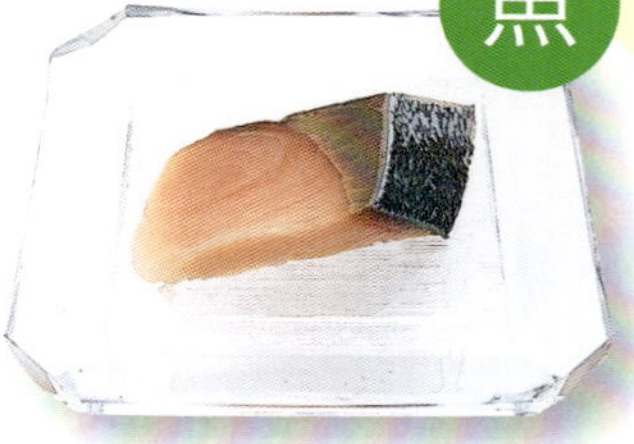

約80gが必要。魚にもよるが、切り身なら1切れ（カード1枚分くらい）、刺し身なら４～５切れを目安に

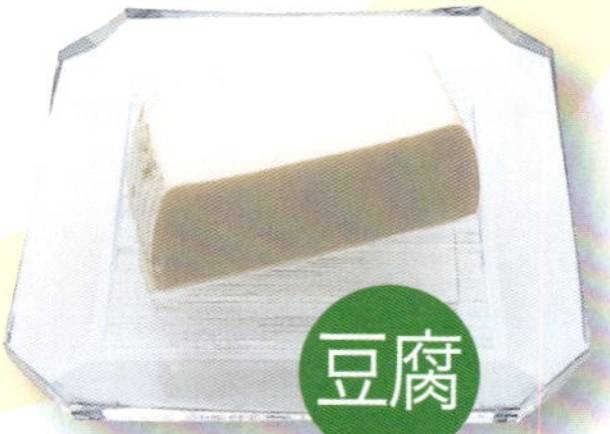

豆腐

1/3丁（約100g）が必要。同量の高野豆腐や、納豆（1パック）を食べてもよい

ような効果があることがわかってきました。

つまり、たとえ脂質異常症と診断されても、肉を避けるのではなく、うまくとり入れることがたいせつなのです。同様に、卵や牛乳もタンパク質摂取のためには、一定量を食べる必要があります。

コレステロール値や中性脂肪値が極端に高くなっている人や、脂質異常症の人を観察してみると、たいていは摂取する総エネルギー量が多すぎて、その結果肥満している人が多いようです。

生活習慣病の予防や改善のためには「何を食べる・食べない」という極端な制限を設けるのではなく、食事量やエネルギー制限に主眼をおき、欠食をせずに毎日多様な食品をとる必要があるのです。


（柴田 博）

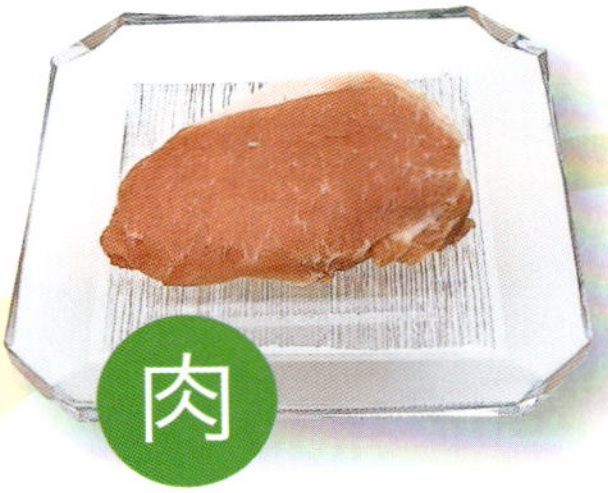

60～70gが必要。脂身はとり除き、薄切り肉なら3枚、厚切りなら、カード1枚分を目安にするとよい

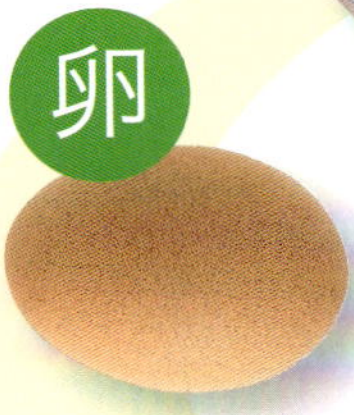

卵はアミノ酸が豊富で、料理のバリエーションが幅広い優秀な食材。1日に1個（約50g）を目安に食べる

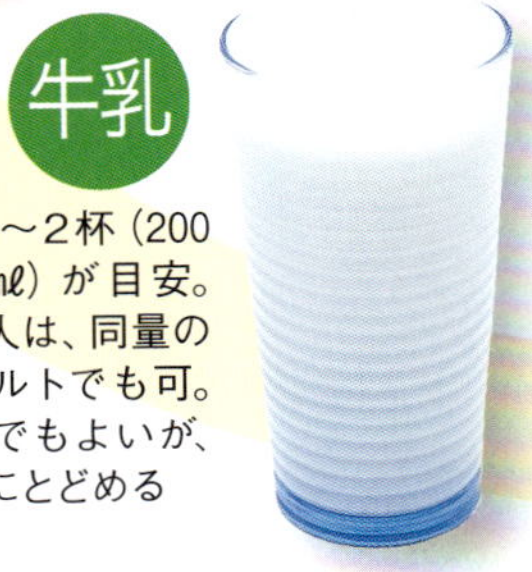

コップ1～2杯（200～400mℓ）が目安。苦手な人は、同量のヨーグルトでも可。チーズでもよいが、2切れにとどめる

卵のコレステロールは健康な人が普通に食べる分には心配無用です

数々の実験で卵はコレステロール値を上げないことが明らかになっています

卵はタンパク源として貴重な食べ物ですが、黄身にたっぷり含まれているコレステロールがこわくて……という声はかなり強いようです。

しかし、卵のコレステロールについての数々の実験データを見ると、そうした心配が杞憂にすぎないことがわかります。卵を食べても血液中のコレステロール値はほとんど変わらないということが明らかになっているのです。

たとえば、アメリカの実験例によると、40才以上の男女約1000人を3つのグループに分け、グループごとに週0～2個、3～6個、7～24個を食べさせ、8年間継続したケースがあります。この場合も、コレステロールの数値はグループによってほとんど大きな差は出なかったとされています。

日本では国立栄養研究所の鈴木慎次郎氏が

青年を対象にした同じような実験を行いましたが、これもたくさん卵を食べたからといってコレステロールの値はほとんど変化しないという結論を出しています。もともと、体内のコレステロールの80％は肝臓で合成されます。食品からとり入れる割合は20％にすぎません。また、食物によってコレステロールが多少増減しても、体内の自動調節作用によって調節されるので、血中コレステロールの量はそれほど変動しません。血中に流れ込んで毎日消費されるコレステロールの十数倍の蓄えが体内にはあるのです。

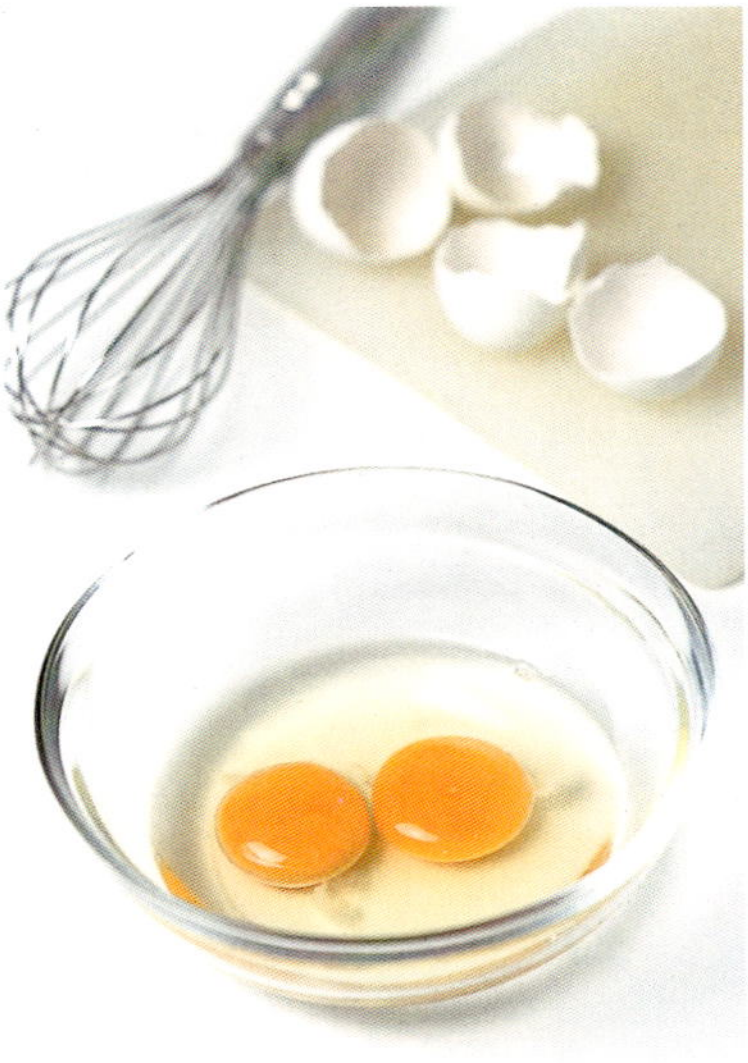

ですから、いくら卵のコレステロールが多いといっても、卵の食べすぎで一気にコレステロールの値が病的に上昇することはありません。そのうえ、卵黄にはレシチンという、コレステロールが血管の内壁にこびりつく弊害を防ぐ成分が含まれていますから、なおさら心配はいりません。

こうしたさまざまな点を考えると、少なく

とも健康で血中総コレステロール値が200mg／dℓ程度の人であれば、1日に1個や2個の卵を毎日食べるというような普通の食べ方では総コレステロール値が高くなるということはありえません。

人によっては卵を控えたほうがいい場合もあります

ただ、総コレステロール値が異常に高い人の場合には、医師の指示によって卵の摂取を控えたり、中断したりすることによって、総コレステロール値がみるみる改善したというケースも少なくありません。

こうしたことを考慮すると、総コレステロール値がすでに高い人はいうまでもなく、コレステロール値に警戒すべきサインが出ている人は、卵をとりすぎないように注意しなければなりません。たとえば3日に1個に抑えるというように控えめにする必要があるでしょう。

なお、最近では、総コレステロール値よりも、LDLコレステロールの体内での酸化に問題があることがわかり、この酸化LDLの生成を防ぐポリフェノールを含んだ食品をとることなどがすすめられています。

（編集部）

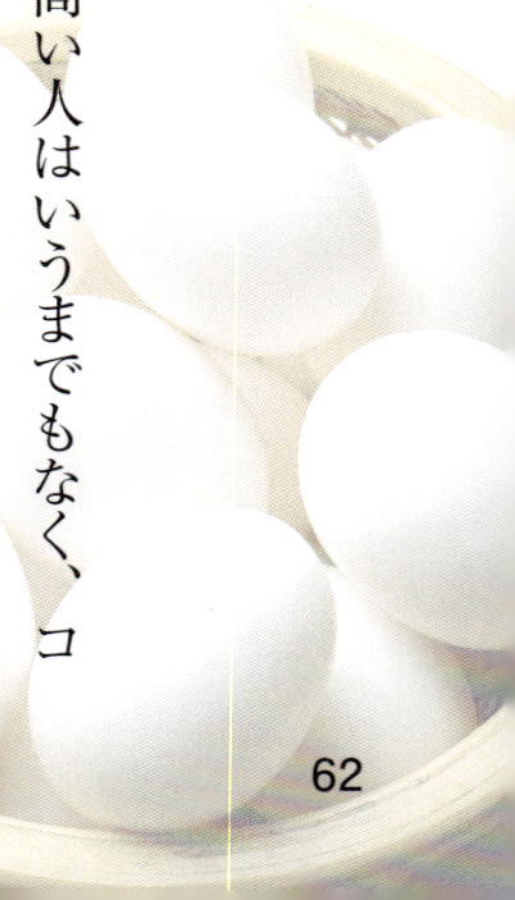

牛乳や乳製品をとっても、悪玉のLDLコレステロールをふやすことはありません

乳製品はコレステロールを上げません

牛乳や乳製品は、「悪玉のLDLコレステロールがふえるから」という理由で敬遠したほうがいいという意見があります。確かに乳製品にはコレステロールが100㎖あたり17㎎程度含まれています。しかし、近年の科学的な研究や実験で、乳製品を毎日とっても、たとえば2～3ℓもの大量の牛乳を飲むようなことをしない限り、LDLコレステロール値が上昇しないことが明らかになっています。

たとえば日本のある研究によると、96人の人に1日400㎖の牛乳を4週間飲みつづけてもらっても、牛乳を飲む前後のコレステロールの平均値はほとんど変化がなかったといいます。

また、別のデータによると、健康な人50人に12週間以上ヨーグルトをとってもらい、血

清コレステロール値の変化を調べたところ、7日目にしてすでに全員のコレステロール値が5～10％低下しているという結果が出たそうです。

しかも、乳製品には悪玉コレステロールを排除し、善玉のHDLコレステロールをふやす働きがあることもわかっています。

牛乳や乳製品がコレステロールを上げない理由としては、次のことが考えられます。第一に、牛乳や乳製品がカルシウムを豊富に含んでいることです。カルシウムには、コレステロールを減らす働きがあるといわれています。第二に、牛乳や乳製品に含まれる乳糖には、コレステロールを減らすなんらかの働きがあるのではないかと推定されます。ヨーグルトについては、乳酸菌や酵母が有効に働いているものと考えられます。

LDLコレステロール値が140mg以上の人には脂肪分が少ない牛乳がおすすめ

牛乳、そしてヨーグルトやチーズなどの乳製品は、良質のタンパク質やビタミン・ミネラルを豊富に含んだ非常に栄養価の高い食品です。毎日積極的に食べても何の心配もありません。

ただし、LDLコレステロール値が140mg以上の人は、低脂肪や無脂肪タイプの牛乳を選んだり、脱脂粉乳（スキムミルク）を料理に使うなどの工夫をしてください。また、アイスクリームや動物性の生クリームなど、高エネルギーの乳製品は避けましょう。

（井藤英喜）

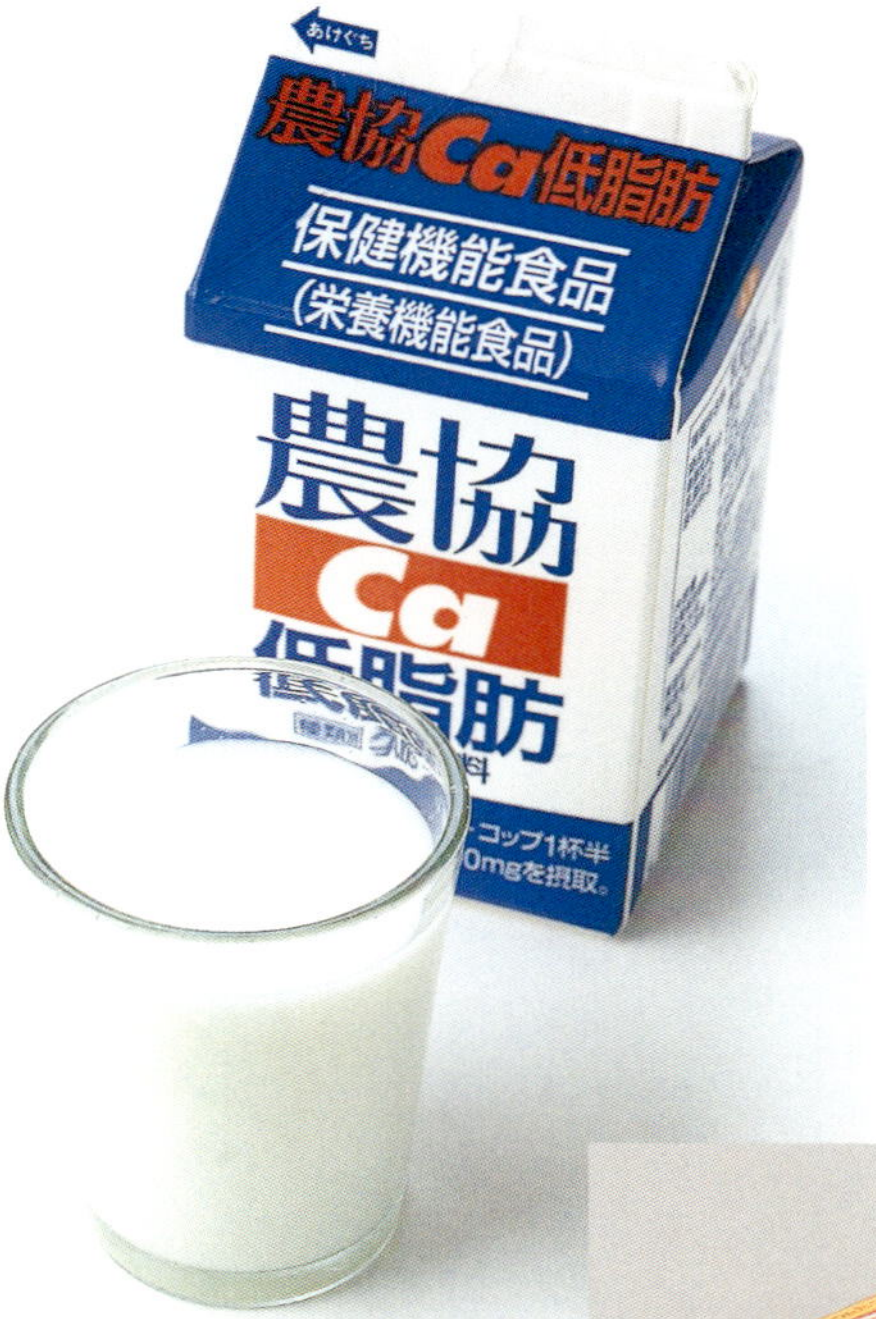

コレステロール値が高い人は低脂肪乳などを利用する工夫を

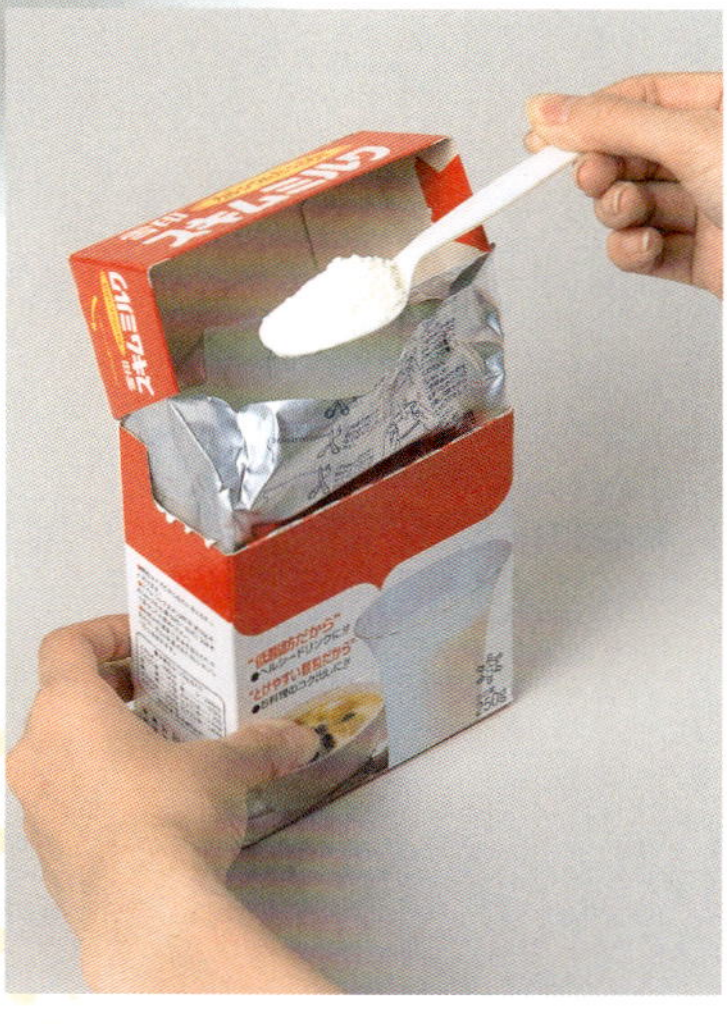

牛乳に含まれる脂肪が気になる人は、料理に脱脂粉乳（スキムミルク）を使うのも一法です

いかやえび、貝類には、コレステロール値の上昇を抑える不飽和脂肪酸も含まれています

測定法が変わってコレステロール量が大幅に減りました

いか、かに、えび、貝類というと、いまだにコレステロールの多い食品というマイナスイメージがあるようです。しかし近年になって、より精度の高い方法でコレステロール含有量を測定し直してみると、実際にはそれほど多くないことがわかっています。旧来の測定法では、コレステロールに構造が非常によく似たステロール類までいっしょにコレステロールとして検出されていたため、数値が高くなっていたのです。

たとえばカキ。古い文献値では、カキ100g中には平均するとコレステロールが161㎎含まれることになっていましたが、精度の高い方法による分析値では、100g中50㎎と、

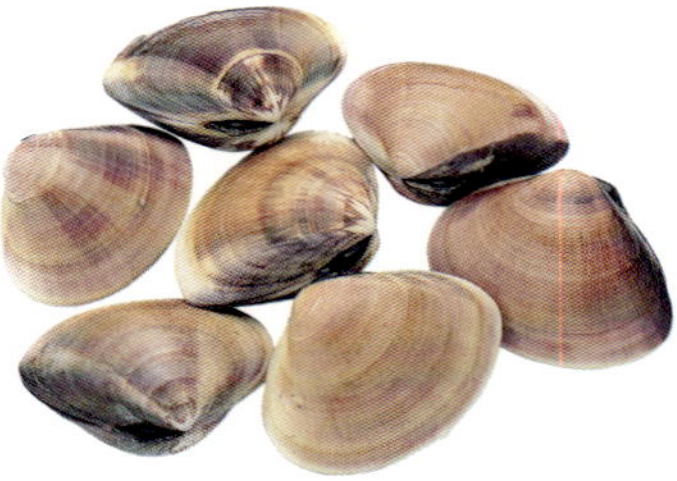

約1/3に減っています。いかやかに、えびなども同様で、貝類ほどではないものの旧来の分析値より少なくなっています。

次に、こうした食品を食べたときの体への影響について、報告されているいくつかの実験結果をみてみましょう。

一つ目は、健康な人にロブスターやかに、えびを大量に食べてもらった実験です。3週間後に、低コレステロール食を食べていた人たちと、血清コレステロールを比較しました。結果は、血清コレステロールは平均で8㎎しか上昇していませんでした。

二つ目は、貝類を大量に食べてもらった実験です。もともと高コレステロール血症を持っている人たちでは約40㎎上昇しましたが、健康な人では変化は見られませんでした。

そして三つ目は、健康な人にいかを大量に食べてもらった実験です。この実験では、普通の食事をしている人よりも、むしろ血清コレステロール値は下がったそうです。

これらの実験結果から、いか、かに、えび、貝類などについてのこれまでの俗説は、はっきりとまちがいだったことがわかったのです。

含まれている脂肪酸が大きな働きをします

確かに、いかやかに、えび、貝類などのコレステロール量は昔とくらべて少なくなってはいるものの、それでもかなりの量です。それなのに、これらの食品を食べても血清コレステロール値が上昇しないのは、コレステロールといっしょに含まれている脂肪酸の種類に理由があります。

コレステロールは血液中にふえすぎると動脈硬化を促進しますが、私たちの体には、余分なコレステロールを細胞から回収して肝臓へ戻し、胆汁にして排出するようなシステムがあります。

ところが肝臓へ戻すとき、飽和脂肪酸がいっしょにあると、コレステロールをとり込む肝臓の入り口（ＬＤＬレセプター）が閉じられてしまい、余分なコレステロールは肝臓に戻れずに血液中にふえることになります。コレステロールが高い人は、牛・豚・鶏のレバーやバターなどを控える必要がありますが、これらの食品にはコレステロールが多く含まれると同時に、飽和脂肪酸が含まれているためです。

一方、いかやかに、えび、貝類などに含まれる脂肪には不飽和脂肪酸が多く含まれますが、この不飽和脂肪酸は肝臓の入り口を閉じたりしないのです。そのため、血液中にコレステロールをふやさないように働くというわけです。

（石川俊次）

食物繊維には余分なコレステロールを便といっしょに排泄してくれる働きがあります

胆汁酸やコレステロールを吸着して排泄する食物繊維の働き

食物繊維は便秘解消に役立つだけではありません。実は、コレステロールを下げる働きもあります。

食物繊維とは、人の消化酵素によって分解されない主に植物性の食品成分で、水にとける水溶性食物繊維と、とけない不溶性食物繊維に分類されます。これら2種類のうちでコレステロール値を下げるのに特に効果があるのが、水溶性食物繊維です。それについて説明するには、胆汁酸について触れておかなければなりません。

胆汁酸は、脂肪をとかすための消化液で、コレステロールを原料に肝臓でつくられます。

食物の脂肪を消化・吸収するために、胆汁酸は肝臓から十二指腸に分泌されます。消化の役目を終えると、胆汁酸は腸壁から吸収されて肝臓に戻ります（左ページのイラスト参照）。実は、胆汁酸が腸に分泌されたときに、食物繊維はこの胆汁酸を吸着して、そのまま便として排出してしまうのです。

食物繊維に吸着されて排出された分の胆汁酸は補う必要があります。このとき主な原料となるのが血液中のコレステロールなのです。つまり、胆汁酸の合成に利用されることによって、血液中のコレステロールは減るというわけです。

食物繊維は胆汁酸を排出するだけでなく、コレステロールそのものも体外に排出し、腸から吸収されるコレステロールの量を抑える働きがあります。

コレステロールを下げる働きが強いのは水溶性食物繊維

このようにして食物繊維はコレステロールを下げますが、こうした働きは、不溶性よりも水溶性のもののほうが強いのです。というのも、水溶性の食物繊維は腸内でゼリー状になり、それが胆汁酸やコレステロールを抱き込み、外に出すからです。

植物性の食品には水溶性食物繊維と不溶性食物繊維の両方が含まれていますが、水溶性食物繊維を比較的多く含む食べ物の代表格は、野菜類です。たとえば、カリフラワーやブロッコリー、切り干し大根、にんじん、ごぼう、オクラなどです。こんにゃくやしらたきにも多く含まれます。

キウイやオレンジ、バナナ、りんごといった果物にも豊富です。さらに、海藻類にも水溶性の食物繊維が多く含まれています。こんぶ、ひじき、わかめなどです。大麦製品にも多いです。

コレステロールを下げるには、まず魚介類以外の動物性脂肪をとりすぎないようにし、そのうえで、水溶性の食物繊維をなるべくとることです。特に、肉類などの動物性食品が食卓に並ぶときは、水溶性の食物繊維も積極的にとるようにしてください。

（辻 啓介）

コレステロールを材料にして作られた胆汁酸は、肝臓と腸の間を循環しています

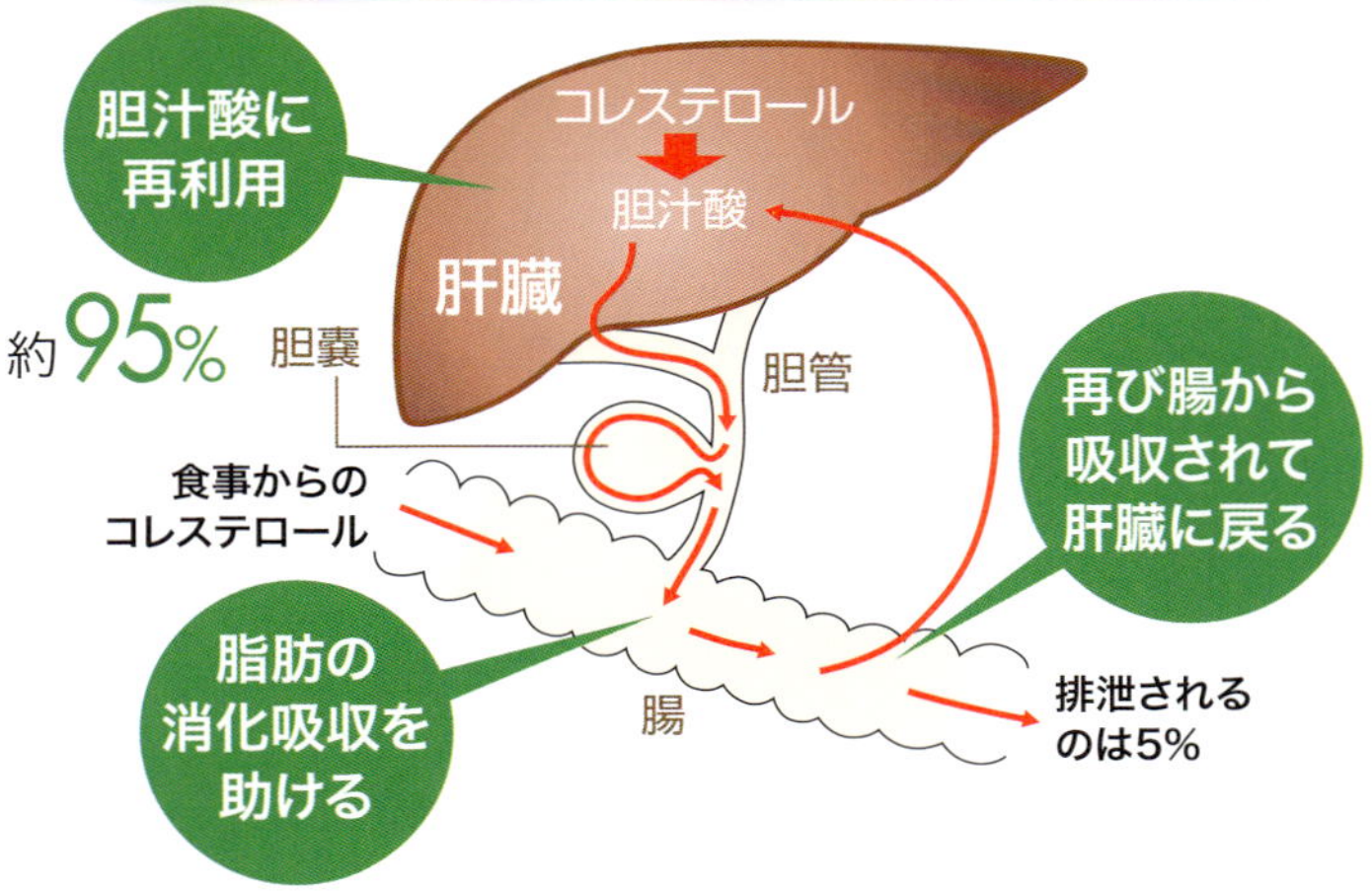

必要な量の食物繊維をとるには、これだけの食品を食べるようにします

現在の日本人の食物繊維摂取量では不足しています

私たち日本人は、欧米人より食物繊維を比較的多くとっていました。しかし、近年、その摂取量は徐々に減ってきており、現在は13g程度といわれます。食物繊維は、1日に少なくとも20～25gをとるのが望ましいとされています。ただでさえ不足しがちなので、食物繊維の豊富な食品を意識してとることがたいせつです。

野菜は生より加熱したほうが量をとりやすくなります

目安としては成人では1日に野菜を300g以上、果物を200g前後、いも類を100g程度とり、あわせて穀物や海藻、豆類をしっかりとるようにします。

野菜については、生の状態で両手いっぱいにのる量が約100gと考えられます。1日

主な食物繊維の種類と働き

<table>
<tr><th colspan="2">主な働き</th><th colspan="2">主な種類</th><th>多く含まれる食品</th></tr>
<tr><td rowspan="7">水溶性食物繊維</td><td rowspan="7">胆汁酸や脂質・糖質が腸から吸収されるのを抑制し、結果的に血液中のコレステロールや中性脂肪を減らすのに役立つ</td><td rowspan="6">植物性</td><td>ペクチン＊</td><td>よく熟した果物、野菜、いも、豆など</td></tr>
<tr><td>グルコマンナン</td><td>こんにゃくや里いもなど</td></tr>
<tr><td>グアーガム</td><td>樹皮、果樹、マメ科植物グアーの種子</td></tr>
<tr><td>アルギン酸</td><td>昆布やわかめなどの海藻</td></tr>
<tr><td>アガロース</td><td>寒天</td></tr>
<tr><td>カラギーナン</td><td>紅藻類</td></tr>
<tr><td>動物性</td><td>コンドロイチン硫酸</td><td>腱や軟骨など</td></tr>
<tr><td rowspan="5">不溶性食物繊維</td><td rowspan="5">食物が腸を通過する時間を短くして脂質や糖質の消化・吸収を抑制する。コレステロールの体外への排泄を促す</td><td rowspan="3">植物性</td><td>セルロース
ヘミセルロース</td><td>野菜、きのこ、精製されていない穀類、豆、いもなど</td></tr>
<tr><td>リグニン</td><td>精製されていない穀類、ごぼう、ココア、豆など</td></tr>
<tr><td>ペクチン</td><td>未熟な果物、野菜など</td></tr>
<tr><td rowspan="2">動物性</td><td>キチン</td><td>干しえび、えびやかにの殻など</td></tr>
<tr><td>コラーゲン</td><td>骨、皮、軟骨（タンパク質）、にこごりなど</td></tr>
</table>

＊ペクチンは植物の細胞の構成成分。果物や野菜などの熟し加減によって水溶性になったり、不溶性になったりする。

3食として毎食両手いっぱい分の野菜をとれば、300gとれることになります。

注意したいのは、野菜をとるというと、野菜サラダなどのように野菜を生で食べることをイメージしがちなことです。毎日毎食これだけの野菜を生でとるのはなかなかむずかしいものです。生だけでなく、煮る、ゆでるなど加熱すると、かさが減って食べやすくなります。

野菜が十分にとれないときは、野菜ジュースやトマトジュースなどで補うというのもひとつの方法です。

精製された食物繊維や食物繊維入りのドリンクも市販されていますが、自然の食品からとったほうが、ほかの栄養素もとれるので得策です。

（石川俊次）

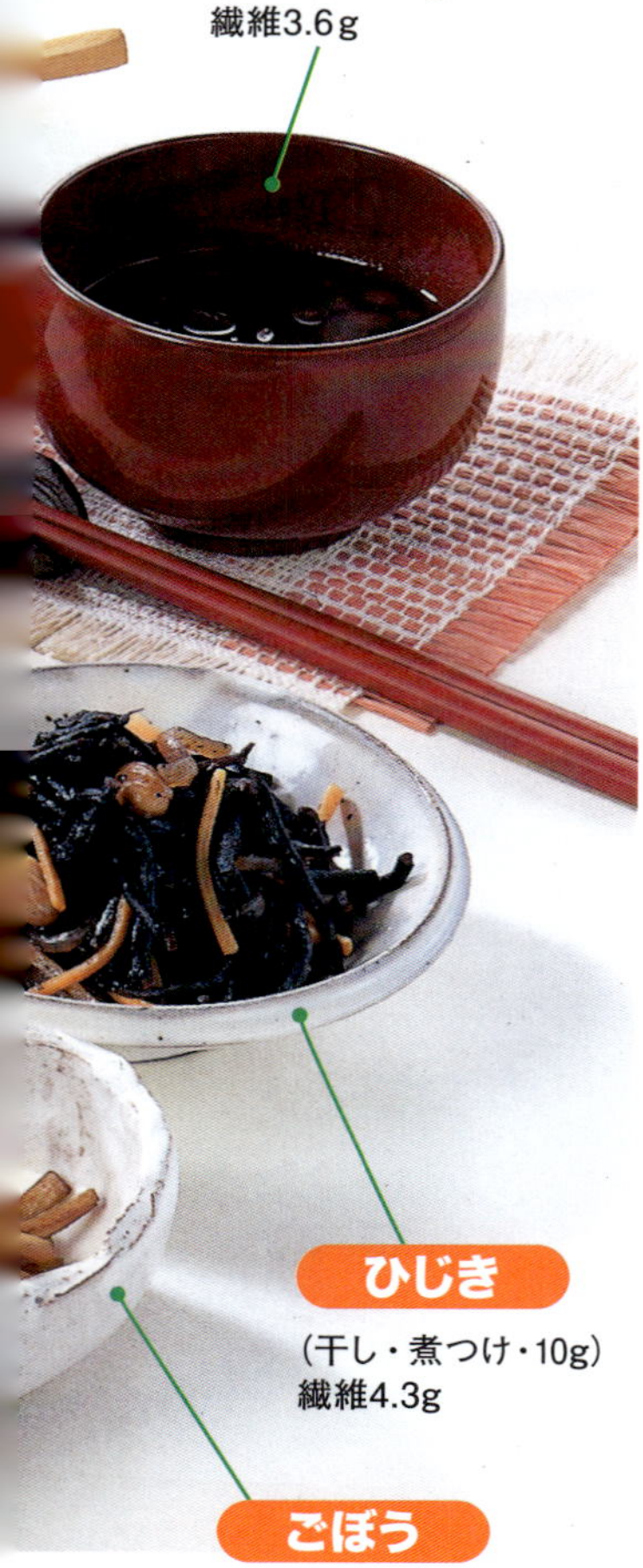
小豆
（乾・汁粉・20g）
繊維3.6g
ひじき
（干し・煮つけ・10g）
繊維4.3g
ごぼう
（きんぴらごぼう・40g）
繊維3.4g

1人が1回に食べる量で考えると、こんな食事に食物繊維が豊富（和食編）。食物繊維量は合計で34.2g

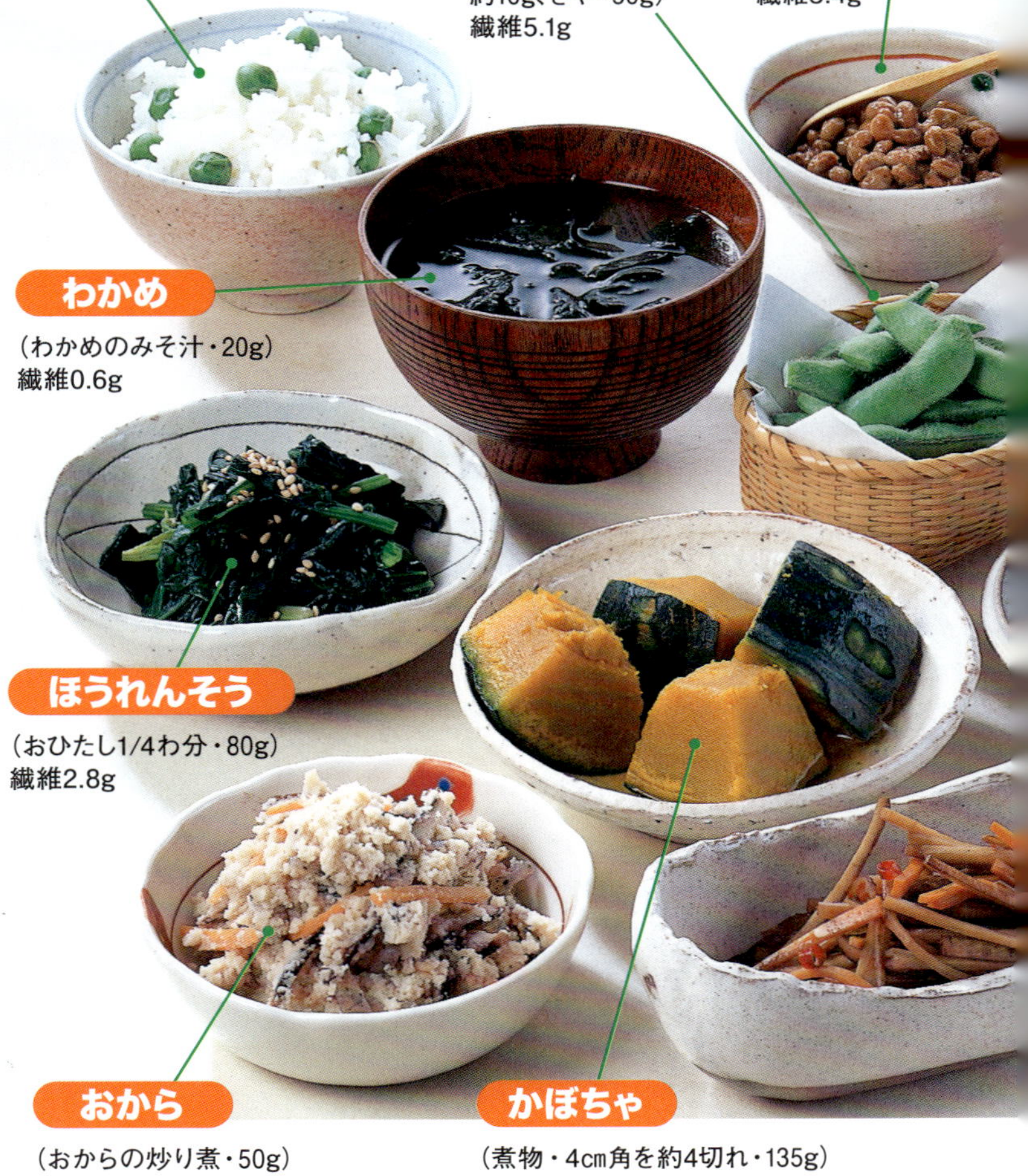

グリンピース
（豆ご飯・30g）繊維2.3g

枝豆
（正味・塩ゆで・約10g、さや・50g）
繊維5.1g

納豆
（小1パック・50g）
繊維3.4g

わかめ
（わかめのみそ汁・20g）
繊維0.6g

ほうれんそう
（おひたし1/4わ分・80g）
繊維2.8g

おから
（おからの炒り煮・50g）
繊維4.9g

かぼちゃ
（煮物・4㎝角を約4切れ・135g）
繊維3.8g

食用油はさまざまな種類の植物油をとるようにするのが賢明です

　脂質は、私たちの生命を維持するのに欠かせませんが、中でも体内では合成されず、食物からしかとれない脂肪酸を必須脂肪酸といい、代表的なものにα－リノレン酸とリノール酸があります。

　α－リノレン酸は、n－3系と呼ばれる多価不飽和脂肪酸のグループを代表する脂肪酸です。必要に応じて体内でEPA、さらにはDHAにつくり変えられます。えごま油やしそ油に豊富に含まれますが、これらは値段も高く、販売量はまだ限られています。身近な供給源は菜種油や大豆油です。

　一方のリノール酸は、n－6系と呼ばれる多価不飽和脂肪酸のグループを代表する脂肪酸です。体内で代謝されると、一時的にγ－リノレン酸に合成され、さらにジホモ・γ－リノレン酸に変換されてアラキドン酸になります。

　まず、リノール酸にはLDL（悪玉）コレステロール値を下げる働きがありますが、とりすぎるとＨＤＬ（善玉）コレステロール値まで下げてしまいます。家庭で一般的に使われている食用油は、このリノール酸が多く含まれるサラダ油です。

γ－リノレン酸は、ＬＤＬコレステロールを減らし、血圧を低下させるといった特徴があります。月見草油などの特別な植物油には比較的多く含まれてはいるものの、一般に販売されている食用油でこれを含んでいるものはほとんどなく、また、直接食物からとることもほぼできません。

アラキドン酸は、レバーやあわび、卵白などに多く含まれます。血圧や免疫機能を調節する働きをする一方、とりすぎると動脈硬化を進行させやすくするといわれます。

日常生活の中では、さまざまな種類の植物油を意識的にとるように心がけることが現実的です。

最近では、トランス脂肪酸も注目されています。これは、液体の植物油を固体に変える水素添加という工程で生じるもので、マーガリンやショートニングといった食用加工油脂に多く含まれます。とりすぎると、ＨＤＬコレステロール値を低下させ、ＬＤＬコレステロール値を上昇させるといわれます。普通に食べる分には体に悪影響はないと思われますが、とりすぎには注意が必要です。

近年、コレステロール値や中性脂肪値を下

げる効果があると銘打った健康志向の機能性食用油が登場しています。それらは、さまざまな有効成分をふやしたものと、脂肪酸の含有バランスを調整したものに大別できます。

これらの健康油は、科学的な裏づけはあるものの、1gあたり9kcalのエネルギー量を持つ点では普通の食用油と変わらず、とればとるほど血中脂質値が改善されるわけではありません。毎日の食生活にとり入れるにしても、「普通の油よりはまし」ぐらいの期待で利用するのが賢明です。

（吉田美香）

オリーブ油は悪玉コレステロールを減らし動脈硬化をしっかり予防してくれます

悪玉を減らし善玉をふやすオレイン酸がたっぷりのオリーブ油

コレステロール値が気になる人は、オレイン酸という成分が含まれる油をとる必要があります。

このオレイン酸には、動脈硬化を促進させる悪玉のＬＤＬコレステロールを減らす一方で、動脈硬化を抑える善玉のＨＤＬコレステロールをふやす働きがあるという大きな特長があります。しかも、肝臓に脂肪が蓄積するのを防いでくれます。

こうしたすぐれた働きがあるオレイン酸を70％以上も含む油があります。オリーブ油です。

高コレステロールを改善するには、悪玉を減らし善玉をふやす〝作業〟を行うのが最も効果的です。この〝作業〟を可能にするのがオリーブ油なのです。

これに対し、一般によく使われる植物油、

つまり大豆油やサフラワー油をはじめ、ほとんどの食品に含まれる油の成分はリノール酸という系統です。このリノール酸は、とりすぎると悪玉と善玉の両方のコレステロールを下げるうえに、免疫力を低下させるという2つの大きな欠点があります。

コレステロールを下げる働きが強いのは水溶性食物繊維

オリーブ油のもう一つの特長は、ほかの植物油とくらべて酸化しにくい点です。これは、オレイン酸が酸化しにくいことに加え、抗酸化性の強いビタミンEを含んでいるからです。

酸化しやすい油をとると、体内で過酸化脂質という有害物質がたくさん発生します。動脈硬化やガン、糖尿病などの生活習慣病を促進するのが、この過酸化脂質です。ですから、オリーブ油のように酸化しにくい油をとって、過酸化脂質の発生を抑えることも、動脈硬化予防の重要なポイントです。

このように、オリーブ油にはすぐれた作用があり、実際、オリーブ油をたくさんとる地中海沿岸地域の人は、その他の動物性油脂を使う北欧とくらべて、心臓血管系の障害が非常に少ないことがわかっています。

コレステロール値を下げるには、オリーブ油をとるだけでも効果があるとまでいわれて

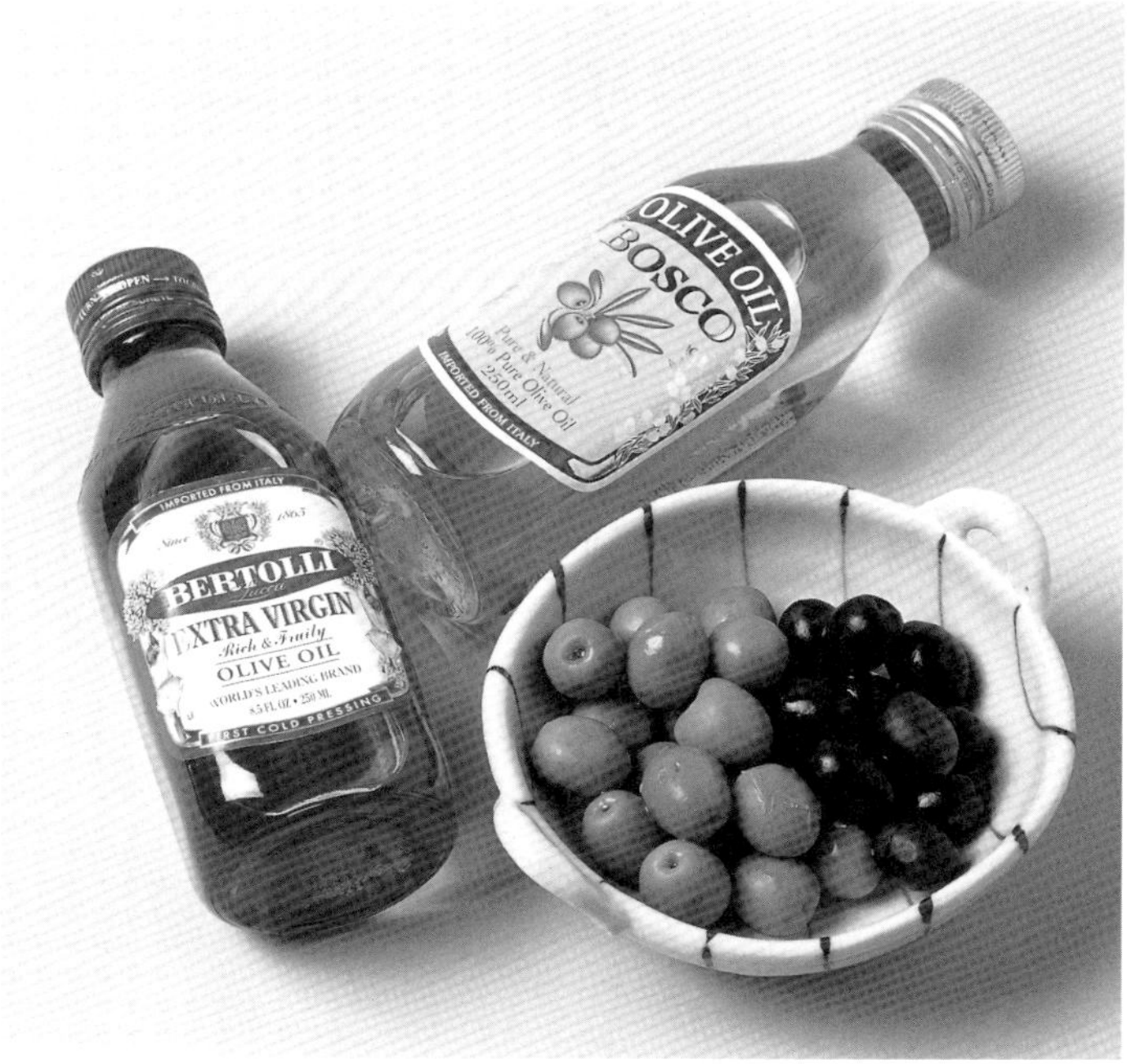

いるので、日常の食生活に積極的にとり入れていきましょう。
なお、摂取量については、あまり神経質にならないで、油を使う調理にできるだけオリーブ油を使うようにすると同時に、1日最低2品はオリーブ油を使った料理を食べるように努めましょう。（足立香代子）

魚の油には血液を固まりにくくし、コレステロールを下げる脂肪酸が含まれています

いわしなど魚の油には、ＤＨＡ（ドコサヘキサエン酸）やＥＰＡ（エイコサペンタエン酸）という多価不飽和脂肪酸が含まれています。

この２つの脂肪酸は、分子の大きさに違いがあるものの、基本的には同様の働きを持つ脂肪酸です。すなわち、血小板の凝集を抑えて血液を固まりにくくし、コレステロールを下げる働きがあるのです。

ただし、最近になって、それぞれの働きに違いがあることもわかってきています。たとえば、ＥＰＡのほうがＤＨＡよりも血液の凝集を抑える働きが強いこと、ＥＰＡよりもＤＨＡのほうがコレステロールを下げる作用にたけていることなどです。

いずれにしても、ＤＨＡやＥＰＡを含んだ魚の油は、いわゆる脳卒中などの脳血管障害や、狭心症や心筋梗塞などの心臓病の予防や改善にはたいへん効果的です。

ところで、近年、日本人と欧米人の若者では、日本人の若者のほうが動脈硬化が進んで

いるという残念な報告があります。

動脈硬化は欧米人に多い病気として知られていましたが、日本人の食生活が欧米化の一途をたどり、逆転現象が起きてしまったのです。

原因は、動物性脂肪とリノール酸などn－6系の植物油の摂取量が急増したことにあります。ですから、動脈硬化や脳血管障害、心臓病を防ぐためには、食習慣の改善が不可欠です。

その第一歩として、魚の油に含まれるDHAやEPAを利用しない手はありません。できれば1日に摂取する油のうち1/3は魚の油にすることです。いうまでもなく魚の油は魚肉をとることで摂取できます。毎日、最低でも魚を一切れ食べるだけで、血液の状態は変わってくるでしょう。

（山口武津雄）

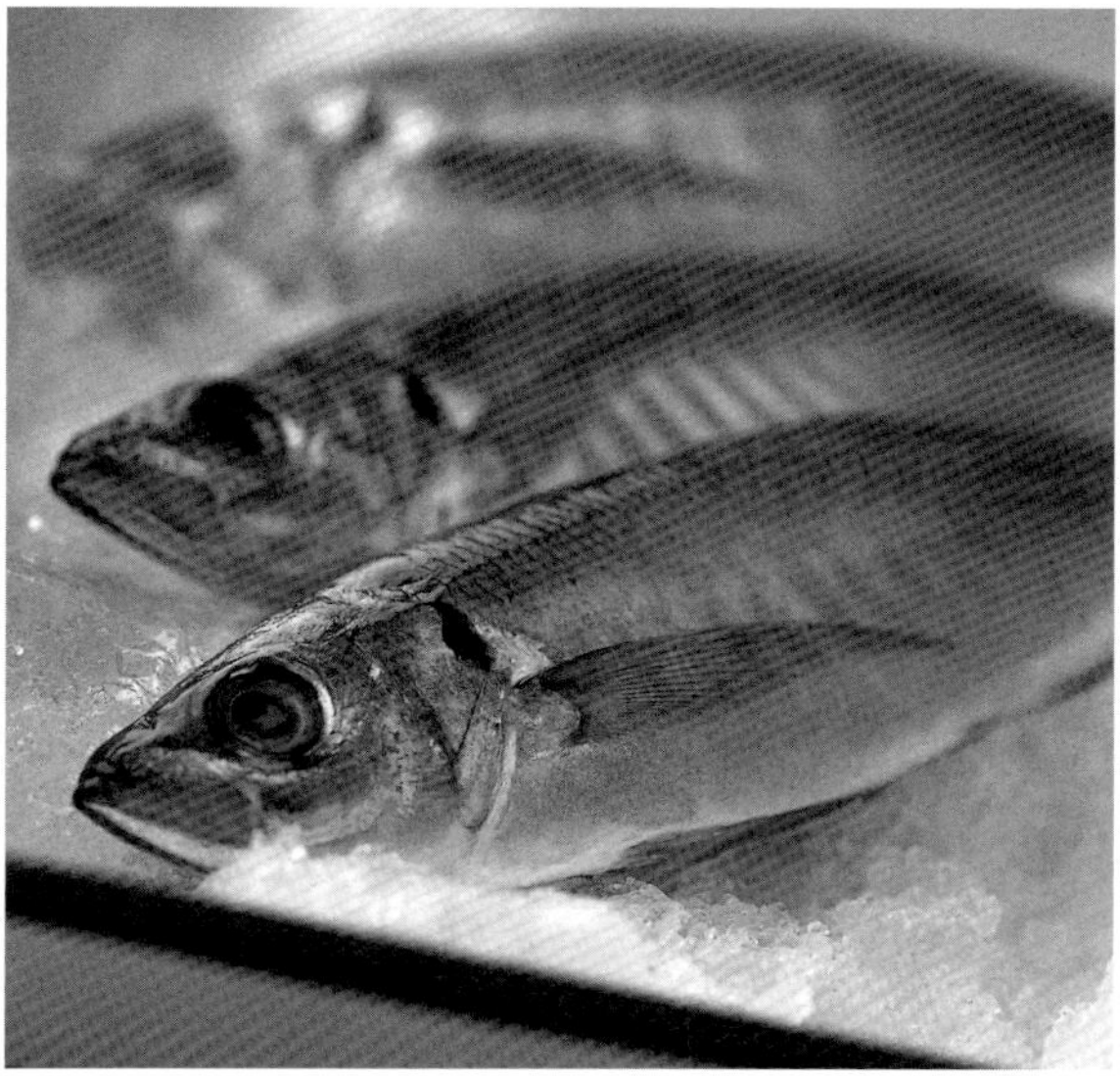

油脂は、その成分によってコレステロールをふやすものと減らすものがあります

食事でとる脂肪（油脂）の種類にも気をつけると、ＬＤＬコレステロール値を下げるなど、血中脂質値のコントロールに役立ちます。

食品に含まれる脂肪分の多くは中性脂肪で、これはグリセリンに脂肪酸がついた物質です。油脂の成分の実に90％はこの脂肪酸です。

脂肪酸は、私たちの体内でさまざまな働きを担っています。また、油脂の性質は、その構成成分である脂肪酸の種類によって違ってきます。そして、とる脂肪酸の種類によって、コレステロール値にも大きな影響が出てきます。

脂肪酸は、大きく飽和脂肪酸と不飽和脂肪酸に分けられます。

飽和脂肪酸をとりすぎると、血液中のＬＤＬコレステロールをふやします。これは、主に肝臓の細胞のＬＤＬ受容体が減って、ＬＤＬが処理されにくくなることによります。

一方、不飽和脂肪酸には血液中のＬＤＬコレステロールを減らす働きがあります。これは、不飽和脂肪酸をとると、肝臓に蓄えられたコ

油脂の主成分である脂肪酸の種類とコレステロール値に与える影響

[コレステロール値に及ぼす影響]

分類		脂肪酸	含まれる食品など	LDL(悪玉)コレステロール	HDL(善玉)コレステロール	総コレステロール
飽和脂肪酸		パルミチン酸、ステアリン酸など	ラード、ヘット(牛脂)、肉の脂身、鶏の皮、バター、生クリーム、卵黄など動物性の脂に多い。パーム油、ヤシ油、カカオ油など一部の植物性油脂にも多く含まれる	↑↑ (とりすぎると)ふやす	↑↑ ふやす	↑↑ ふやす
不飽和脂肪酸	一価不飽和脂肪酸	オレイン酸	オリーブ油、菜種(キャノーラ)油、高オレイン酸型紅花(サフラワー)油※、アボカド、アーモンドなどに多い。特にオリーブ油に多く、その7割以上がこの脂肪酸でできている	↓ やや減らす	→ 変わらない	↓ やや減らす
	多価不飽和脂肪酸 n-6系	リノール酸	サラダ油、コーン油、紅花(サフラワー)油、大豆油、ごま油、ひまわり油など、一般によく使われる植物油のほとんどに含まれる。くるみ、松の実などにも多い	↓↓ 減らす	↓↓ (とりすぎると)減らす	↓↓ 減らす
	多価不飽和脂肪酸 n-3系	α-リノレン酸	えごま油、しそ油、菜種(キャノーラ)油などに多い。α-リノレン酸はEPAやDHAの合成に使われる	↓ やや減らす	→ 変わらない	↓ やや減らす
	多価不飽和脂肪酸 n-3系	EPA(エイコサペンタエン酸)・DHA(ドコサヘキサエン酸)	さんまやさば、いわしなど青背の魚に多い	↓ やや減らす	→ 変わらない	↓ やや減らす

※紅花油にはリノール酸の多い従来のタイプと、品種改良した紅花を原料にしたオレイン酸を多く含む新しいタイプの紅花油がある。

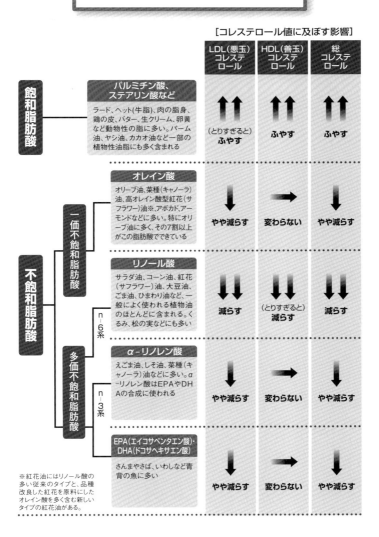

レステロールから胆汁酸への変換が進むため、肝臓のLDLのとり込みがふえ、その結果、LDLコレステロール値が低下するのです。

不飽和脂肪酸は一価不飽和脂肪酸と多価不飽和脂肪酸の2つの種類があります。つまり、脂肪酸は次のように3つのグループに大別できます。

❶飽和脂肪酸

動物性脂肪に多く含まれます。魚の油の成分も3分の1程度はこの脂肪酸です。

❷一価不飽和脂肪酸

広く動物性食品、植物性食品ともに含まれます。オリーブ油の成分の7割以上を占めるオレイン酸はこのグループに属します。飽和脂肪酸のかわりに一価不飽和脂肪酸をとるようにすると、HDL（善玉）コレステロールを減らすことなく、LDLコレステロールだけを減らします。

❸多価不飽和脂肪酸

植物油や魚油に多く含まれます。リノール酸やα－リノレン酸、魚油に多く含まれるEPAやDHAなどがこのグループに属する脂肪酸です。リノール酸は、とりすぎるとLDLコレステロールだけでなく、HDLコレステロールまでも減らしてしまいます。一方、α－リノレン酸は、HDLコレステロールを減らすことなく、LDLコレステロールだけを減らします。EPAやDHAには中性脂肪値を下げる作用があります。（石川俊次）

第3章

コレステロールを

善玉食品で下げる

食べ物のパワーを120%引き出して
コレステロールを下げる特効食。
手軽なので毎日つづけられます。

大豆や大豆製品には、コレステロール値を下げ、動脈硬化を予防するさまざまな成分が豊富に含まれます

大豆タンパクやイソフラボンにはLDLコレステロール低下作用があります

大豆には、コレステロール値を下げる働きをする、さまざまな成分が含まれています。

まず、そのタンパク質です。良質であるだけでなく、コレステロール低下作用があります。動物性タンパク質のかわりに大豆タンパクをとるようにすると、総コレステロール値やLDL（悪玉）コレステロール値が低下することがわかっているのです。

それだけでなく、大豆タンパクが消化される過程で生じる胆汁酸結合性ペプチドという物質は、肝臓から分泌された胆汁酸などを便の中に排泄されやすくします。すると、胆汁酸の再吸収が減って、その不足分を補おうと肝臓内のコレステロールが使われるため、肝臓のLDL受容体がふえてLDLのとり込みがふえ、結果、血液中のLDLコレステロールを減らしてくれます。

大豆には、女性ホルモンと似た作用を持つ物質として知られるようになったイソフラボンも含まれていますが、このイソフラボンにも、LDLコレステロールを減らし、HDLコレステロールをふやす働きがあります。

また、イソフラボンはポリフェノールの一種でもあり、強力な抗酸化作用を持っています。体内で発生する活性酸素によってLDLコレステロールが酸化されるのを阻止して、動脈硬化を予防する効果もあります。

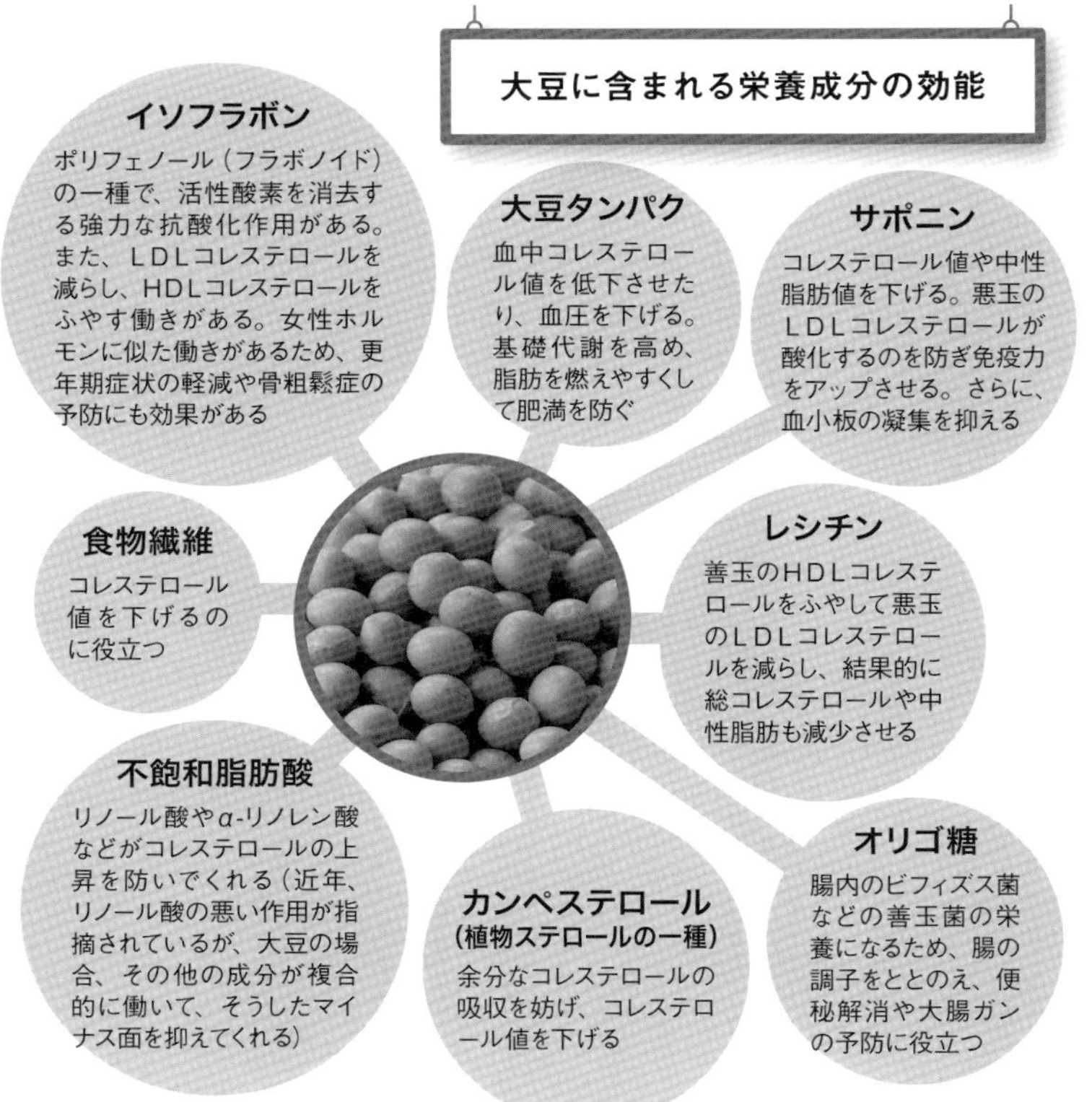
大豆に含まれる栄養成分の効能
イソフラボン
ポリフェノール（フラボノイド）の一種で、活性酸素を消去する強力な抗酸化作用がある。また、LDLコレステロールを減らし、HDLコレステロールをふやす働きがある。女性ホルモンに似た働きがあるため、更年期症状の軽減や骨粗鬆症の予防にも効果がある
大豆タンパク
血中コレステロール値を低下させたり、血圧を下げる。基礎代謝を高め、脂肪を燃えやすくして肥満を防ぐ
サポニン
コレステロール値や中性脂肪値を下げる。悪玉のLDLコレステロールが酸化するのを防ぎ免疫力をアップさせる。さらに、血小板の凝集を抑える
食物繊維
コレステロール値を下げるのに役立つ
レシチン
善玉のHDLコレステロールをふやして悪玉のLDLコレステロールを減らし、結果的に総コレステロールや中性脂肪も減少させる
不飽和脂肪酸
リノール酸やα-リノレン酸などがコレステロールの上昇を防いでくれる（近年、リノール酸の悪い作用が指摘されているが、大豆の場合、その他の成分が複合的に働いて、そうしたマイナス面を抑えてくれる）
カンペステロール
（植物ステロールの一種）
余分なコレステロールの吸収を妨げ、コレステロール値を下げる
オリゴ糖
腸内のビフィズス菌などの善玉菌の栄養になるため、腸の調子をととのえ、便秘解消や大腸ガンの予防に役立つ

さらに、大豆の脂質には、コレステロール値を下げる働きをする不飽和脂肪酸（リノール酸やオレイン酸など）が多く含まれています。

脂質異常症を改善し、動脈硬化を予防するさまざまな成分も豊富に含まれます

大豆には、このほかにも、サポニンやレシチン、ビタミンE、植物ステロールといった、脂質異常症の改善に役立つさまざまな成分が含まれています。

サポニンは、血中脂質値を低下させるだけでなく、不飽和脂肪酸が活性酸素によって酸化されることでできる過酸化脂質の害を防ぐ働きがあります。不飽和脂肪酸は私たちの細胞膜を構成する成分でもありますが、血管壁の細胞が酸化されて過酸化脂質がたまり障害されると、動脈硬化の発症のきっかけになります。サポニンは細胞膜の不飽和脂肪酸が酸化するのを防ぐと同時に、過酸化脂質が細胞の障害を防いでくれるのです。

レシチンは脂質の一種で、細胞膜を構成する成分でもあるため、障害された細胞を再生するために必要ですし、細胞膜の強度を高めてくれるので、細胞が障害されにくくなり、動脈硬化を起こりにくくします。そのうえ、HDLコレステロールをふやし、余分なコレステロールの排泄を促進する作用もあります。

ビタミンEは、すぐれた抗酸化ビタミンで、

不飽和脂肪酸の酸化を防ぐ働きをしますし、植物ステロールはコレステロールの吸収を抑えてくれます。

このように、大豆は脂質異常症の改善や動脈硬化を予防する食効に富んでいますが、豆腐や納豆など、大豆で作られた食品にも、ほぼ同様のことがいえます。

これらの食品を、とりすぎに注意して、毎日の献立の中に欠かさずじょうずにとり入れるようにしましょう。

なお、大豆や、大豆をそのまま加工した納豆などには、コレステロール値を下げる働きのある食物繊維が豊富ですが、豆腐やがんもどき、油揚げなどの大豆製品は、大豆から繊維分をとり除いて作ったものなので、食物繊維はあまり含まれていません。

また、油揚げやがんもどき、厚揚げなど、油で揚げた大豆食品はエネルギーが高いので要注意。油の酸化を防ぐため、なるべく新しいものを買うようにし、調理前に必ず油抜きをしましょう。

（吉田美香）

イソフラボンを多く含む大豆食品ランキング

1位 **豆腐** 42mg
（1/2丁150g中）

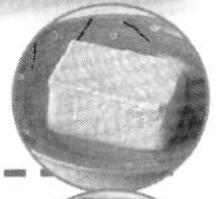

2位 **納豆** 36mg
（小1パック45g中）

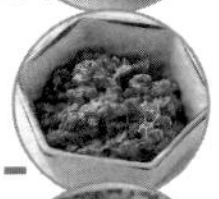

3位 **煮豆** 13mg
（30g中）

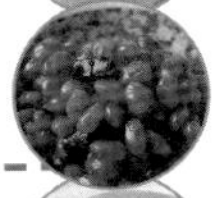

4位 **油揚げ** 12mg
（1枚30g中）

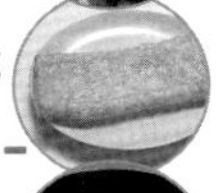

5位 **みそ** 6mg
（みそ汁1杯分20g中）

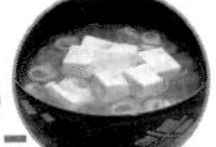

※フジッコ（株）HPより

納豆には血液中の余分なコレステロールや中性脂肪を減らす働きがあります

「納豆はほんとうに体にいいの!?」調査を実施

日本の伝統食品である納豆は、昔から「体によい」といわれてきました。

近年の研究で、❶脳梗塞や心筋梗塞のもととなる血栓を溶かす、❷抗酸化作用によってLDL（悪玉）コレステロールの増加を抑え、がん、動脈硬化、老化や肌荒れを防ぐ、❸腸内の悪玉菌を減らし、お腹の調子をととのえる、などの機能性を持つことが明らかにされてきました。脂肪を減らして肥満を改善するともいわれています。

納豆は、ほんとうに人間に対してこのような効果を発揮するのでしょうか。

私たちの研究グループはそれを知るために、長年の健康指導を通じて親交のある佐賀県有田町（旧西有田町）の皆さんの協力のもと、大規模な調査研究を行いました。

協力していただいたのは、町の健康診断で

身体計測、糖尿病検査、血圧、血中脂質のいずれかの項目がひとつでも「要指導」と判定された人52人。

内訳は、男性14人・女性38人、平均年齢は65才でした。

まず、調査の前に健康診断を実施して、4週間にわたって毎朝納豆1パック(30g)を食べてもらいました。

その後、再び健康診断を行って、血中コレステロール、中性脂肪、血糖値などを測定して、それぞれの値の変化をくらべました。

コレステロールと中性脂肪がみごとに改善した

結果は、実に興味深いものでした。コレステロール値が正常だった人たちは、納豆を食べた前後の数値にあまり変化がみられなかったのに対して、コレステロール値の高かった人たちは、納豆を食べたことによって正常値に近いところまで下がったのです。中性脂肪値についても同じ結果が得られました。

つまり、納豆は、余分なコレステロールや中性脂肪をカットして、正常値に戻す機能性を持っていることがわかったのです。

また、便秘の症状のあった人への問診の結果、男性は5人中5人全員、女性は20人中15人の便通がよくなり、症状が改善していたこともわかりました。

納豆には、血液中の善玉コレステロールをふやす大豆イソフラボン、中性脂肪を下げるサポニン、コレステロールを下げるリノール酸などの成分や、整腸作用を持つ納豆菌などが含まれています。

これらがどのような仕組みで働くのかはまだ未解明ですが、「納豆は確かに健康増進に役立つ」ということは、事実として示されたといえるでしょう。

生活習慣病は、いったんかかると治りにくく、医療費もかさみます。1パックわずか数十円で病気を予防できたらしめたものです。

しょうゆやからし、カツオだし、大根おろし、レモン汁などを加えてもかまいません。加熱しなければ、成分の変化などはあまりないものとみられますから、ぜひ、納豆を食卓の友にしていただきたいと思います。（北風政史）

●血液の数値がこれだけ改善

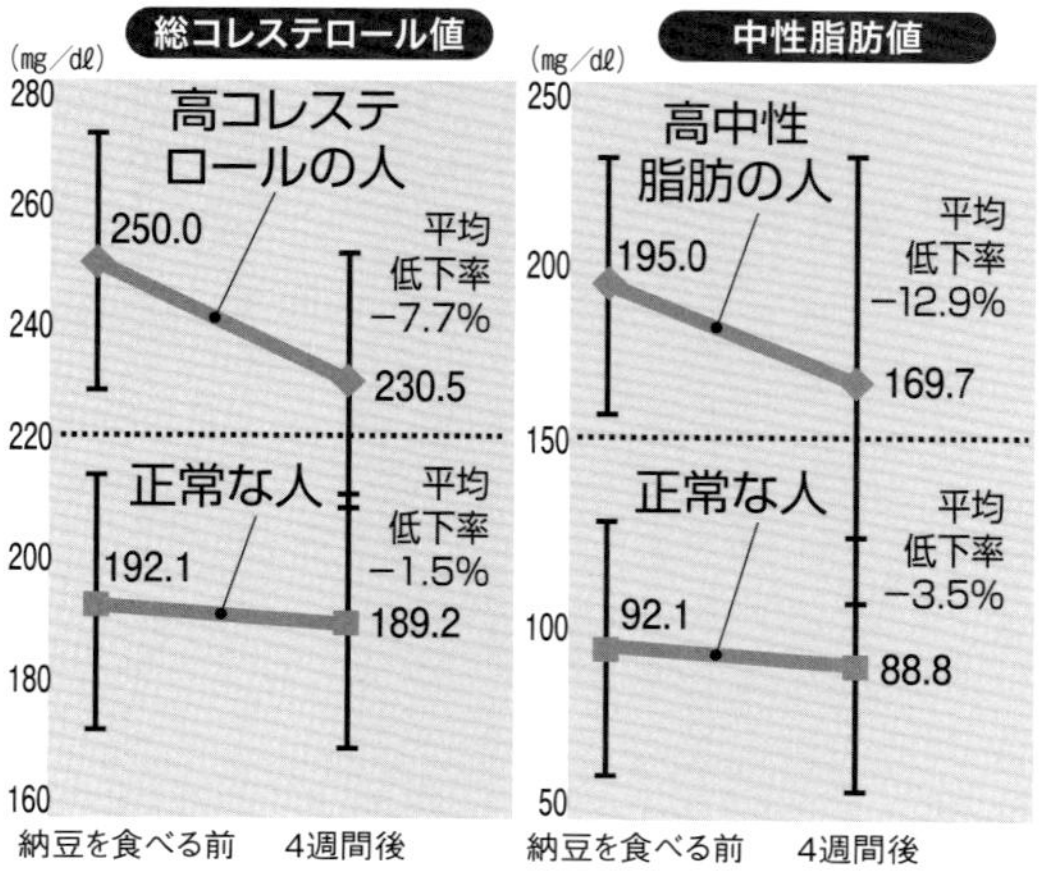

総コレステロール値と中性脂肪値を納豆の摂取前と4週間後で比較した。もともと正常値にあったグループは、数値がわずかに下がっただけだが、「高め」と判定されたグループは、総コレステロール値が約8％、中性脂肪値が約13％と顕著な低下がみられた

納豆には動脈硬化の原因になる酸化LDLによる炎症を抑える成分が多く含まれています

酸化LDLを排除するために出る物質がかえって炎症を起こし動脈硬化を促進します

動脈硬化は、コレステロールが血管の壁に沈着することによって起こると考えられていますが、最近の研究では、このコレステロールの沈着に炎症が加わることによって生じることがわかってきました。

血液中にだぶついたLDL（悪玉）コレステロールは、体内に発生した活性酸素によって酸化されて酸化LDLになり、血管壁に沈着します。血管壁では、この酸化LDLを排除しようとして炎症が起こります。

炎症は免疫細胞が起こしますが、その免疫細胞は仲間を呼ぶために合図を出します。血管の中を流れる免疫細胞は、みずからの表面にあるLFA-1（エルエフエーワン）という因子を使ってその合図を認識し、酸化LDLを排除するために血管壁の中に進入して、より強い炎症を引き起こします。

こうした炎症が繰り返されることで、血管の組織は徐々にかたくぼろぼろになり、動脈硬化が進行するのです。

この免疫細胞のＬＦＡ－１は老化を促進する因子で、動脈硬化をはじめとした老化に伴うさまざまな炎症性の病気を引き起こす原因であると考えられています。また、年をとるほど量が多くなり、その増加は遺伝子レベルで生じていると考えられています。

炎症を起こす物質の働きを抑える特効成分がポリアミンで、納豆に多く含まれます

実は、私たちの研究で、ポリアミンという物質が、このＬＦＡ－１の働きを抑えてくれることがわかりました。ポリアミンはアミノ酸から合成される物質で、３００年以上も前に発見されたのですが、体内でどのような働きをしているのか、わかっていなかったのです。

ポリアミンは、ほとんどすべての生物（動物、植物、微生物）の細胞内に存在し、細胞の増殖や生存に必要不可欠です。しかし、加齢とともにポリアミンを合成する酵素の活性が低下し、体内のポリアミンは少しずつ減少します。

ただし、年をとってポリアミン合成が落ちても、ポリアミンを多く含む食品をとることで補うことができます。お年寄りでも、高ポリアミン食を食べていればポリアミン濃度を

高く維持することができるのです。また、血液中のポリアミン濃度が高い人は、年齢に関係なく、LFA－1が低くなっています。

つまり、ポリアミンを積極的かつ継続的にとるようにすれば、年齢に関係なく、体内のポリアミン濃度は高まり、LFA－1を抑えられます。LFA－1を抑えることができれば、動脈硬化などの老化を防ぐことができるのです。

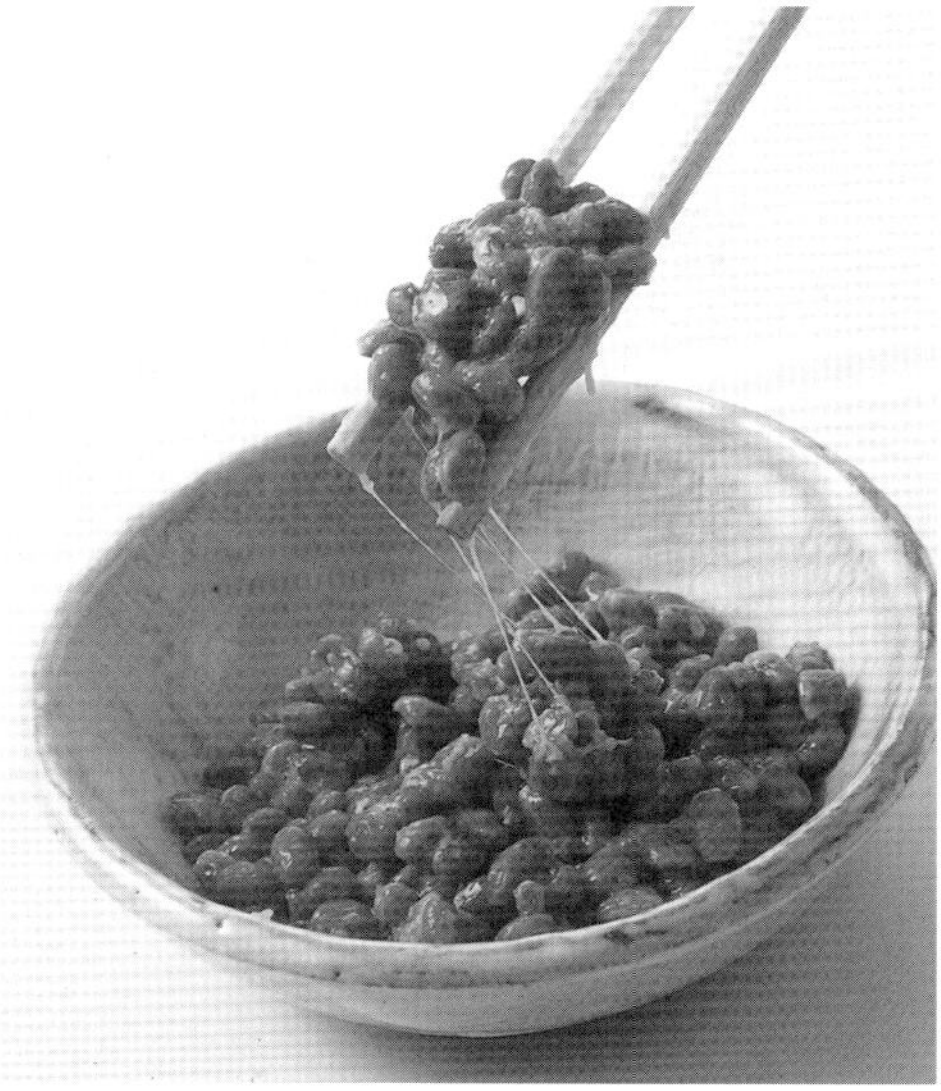

ポリアミンは豆類やしいたけなどに多く含まれており、特に発酵食品には発酵菌がせっせと作り出したポリアミンが大量に含まれています。すなわち、大豆を発酵させた食品である納豆には、非常に多くのポリアミンが含まれているのです。

1日1パックの納豆を食べれば、十分にポリアミンの効力を得ることができます。

（早田邦康）

血液と肝臓にたまった中性脂肪を減らす「わかめ」

野菜や牛肉と並ぶわかめの意外な栄養価

わかめ、こんぶ、ひじきなどの海藻類は、昔から「体にいい食べ物」として日本人の食生活にお馴染みの食材でした。近年では、その機能性も注目され、海藻に含まれるさまざまな成分と、その作用が明らかになっています。

たとえば、ヌメリのもとであるアルギン酸という成分にはコレステロールを下げる作用がありますし、フコイダンには抗がん作用や免疫賦活作用、ラミニンには血圧低下作用、ヨウ素酸ヒスタミンには強心作用があることなどが知られています。

海藻のなかでも低カロリーでミネラルも豊富なわかめは、毎日の食材として非常に身近な存在です。しかも、わかめは野菜に劣らぬ実力の持ち主。

たとえば、可食部100g中に含まれるビタミンAやビタミンCは、トマトと比較できるほどですし、ビタミンB_3やB_2はトマトを上回っています。ナイアシン（ビタミンB_3）は、トマトの30倍も含まれています。

畑の牛肉といわれる大豆以上に良質なタンパク質を含んでいることも、意外かもしれません。

可食部１００ｇあたりに含まれるタンパク質の量は、大豆が約34ｇ、わかめが約19ｇと一見少ないように思えますが、栄養価の高さを示す「アミノ酸スコア」は大豆の86に対してわかめは１００と、イワシや牛肉に並ぶレベルであることを示しています。

わかめの健康効果はこんなにある

- アルギニンの便秘予防、胃炎症状の緩和、利尿作用
- フコイダンの抗がん作用、免疫を活発化する作用
- わかめペプチドの抗コレステロール作用、降圧作用
- フコステロールの血栓形成予防作用、動脈硬化の予防
- 海藻エキスの高血糖抑制作用、胃潰瘍の予防作用

「わかめ＋魚」は中性脂肪を減らす黄金のメニュー

わかめは、冒頭に記したさまざまな成分を含んでいるほかに、もうひとつのすぐれた特徴があります。

肥満や生活習慣病の原因となる中性脂肪を減らすという働きです。

私はこれを証明するために、次のような実験を行いました。

ラットを6つのグループに分けて、粉末状にしたわかめを0・5%、1%、2%、5%および10%の濃度でエサにまぜて、それぞれのグループに3週間にわたって与えつづけたあと、わかめ粉末をまぜないグループと比較してみたのです。

その結果、わかめ粉末を1%以上まぜたグループで血液(血清)中や肝臓の中性脂肪が有意に低下し、10%のエサのグループでは無添加にくらべて半分近くまで下がったのでした。

中性脂肪の合成や分解にかかわる酵素を調べたところ、肝細胞のミトコンドリアと呼ばれる小器官でつくられる中性脂肪を分解する酵素の働きが活性化していることがわかりました。

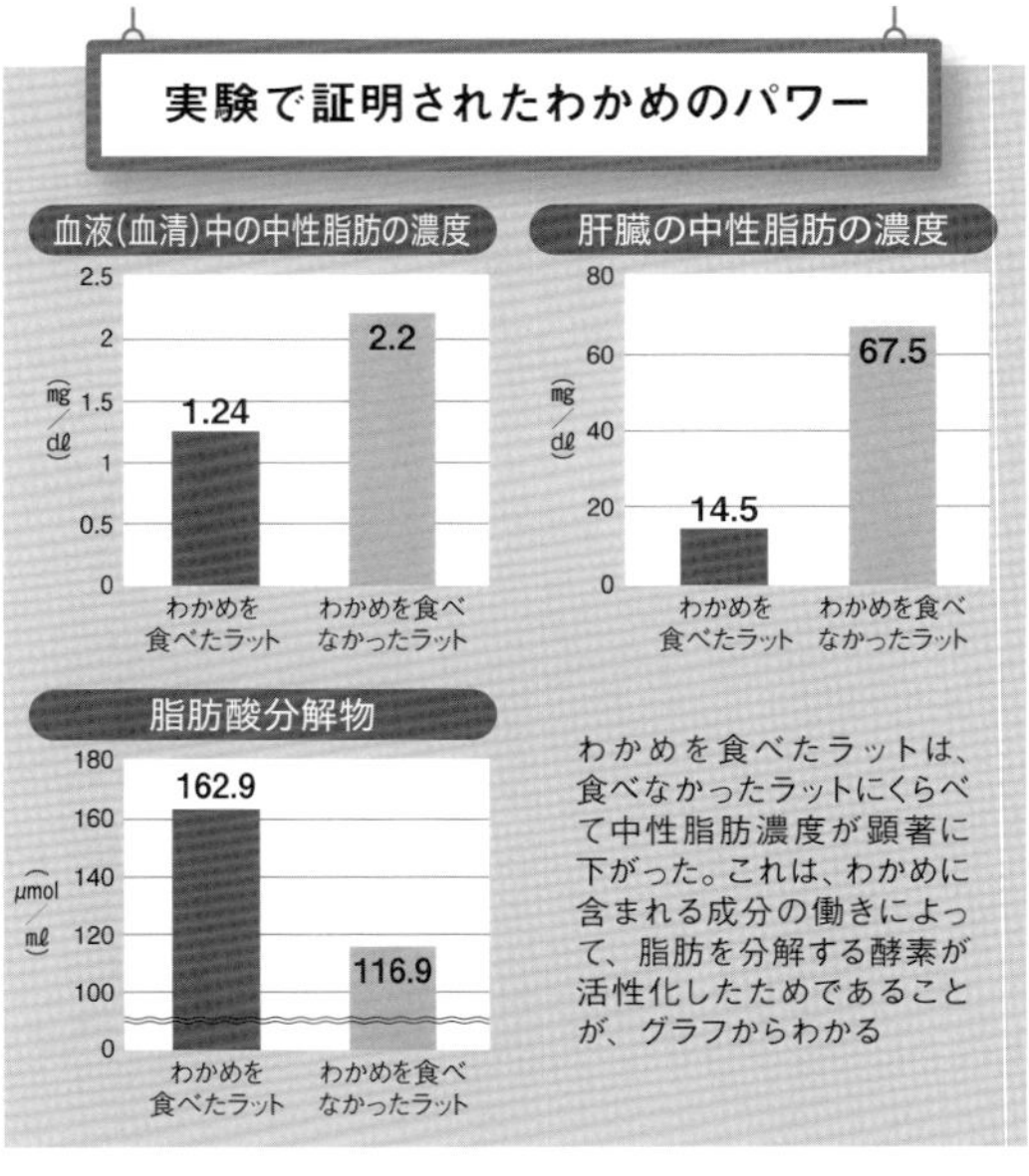

わかめを食べたラットは、食べなかったラットにくらべて中性脂肪濃度が顕著に下がった。これは、わかめに含まれる成分の働きによって、脂肪を分解する酵素が活性化したためであることが、グラフからわかる

中性脂肪を減らす成分としては、わかめのほかにも、アジやイワシなど青背の魚に多く

含まれるEPA（エイコサペンタエン酸）やDHA（ドコサヘキサエン酸）といった成分（魚油）が知られています。

そこで次に、ふだんの食生活を念頭において、魚油と組み合わせた場合の効果について調べました。

わかめ食、魚油食、わかめ＋魚油食のそれぞれについて中性脂肪の濃度を調べると、わかめ＋魚油食のグループが最も減っていました。とりわけ、肝臓の中性脂肪の減り方は顕著でした。

日本の家庭でよくみられるごはん、わかめ入りのみそ汁、アジの開きという朝食の定番メニューは、病気のもとになる中性脂肪を減らすうえで理想的な組み合わせであることが確認できたのです。

健康、長寿の源であるわかめのよさを、ぜひ見直していただけたらと思います。

（村田昌一）

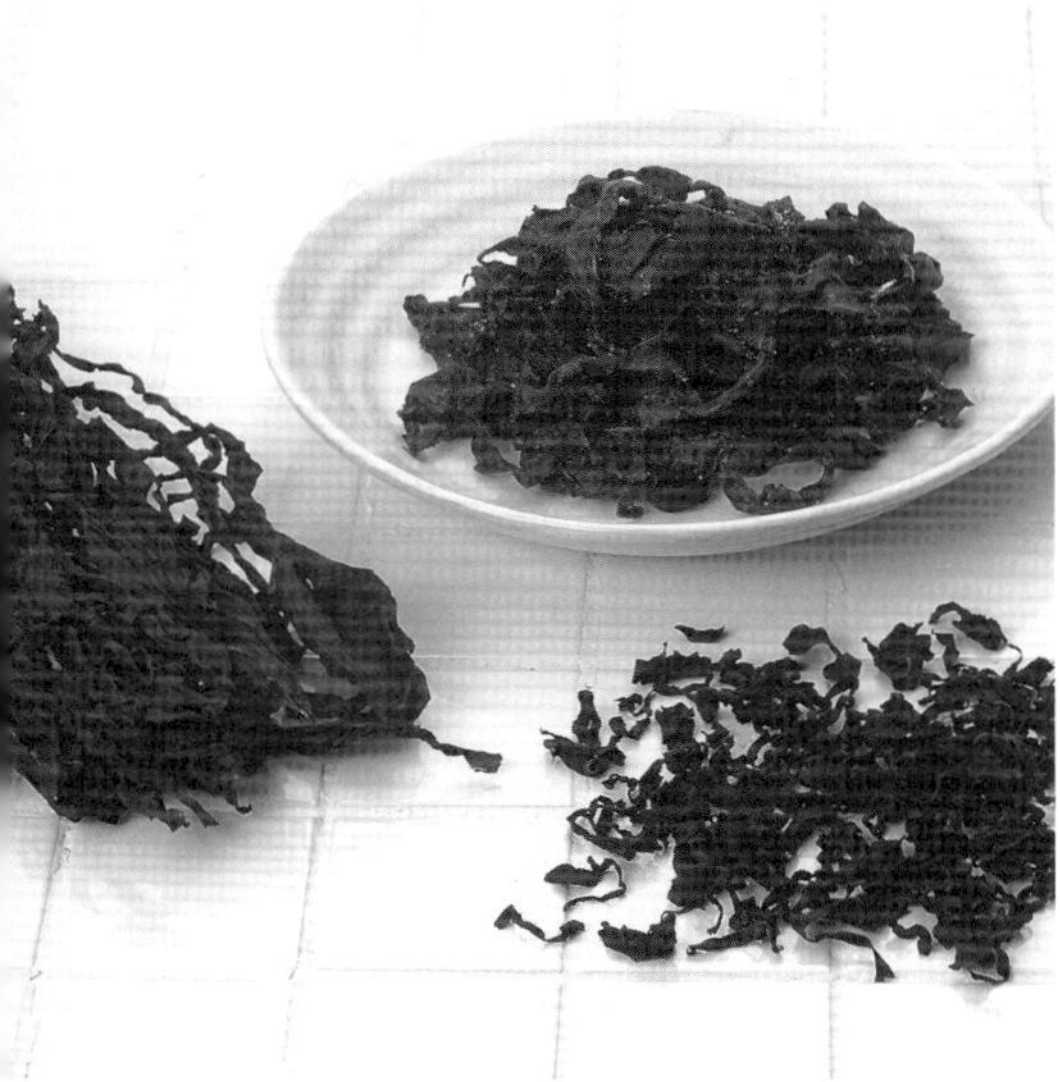

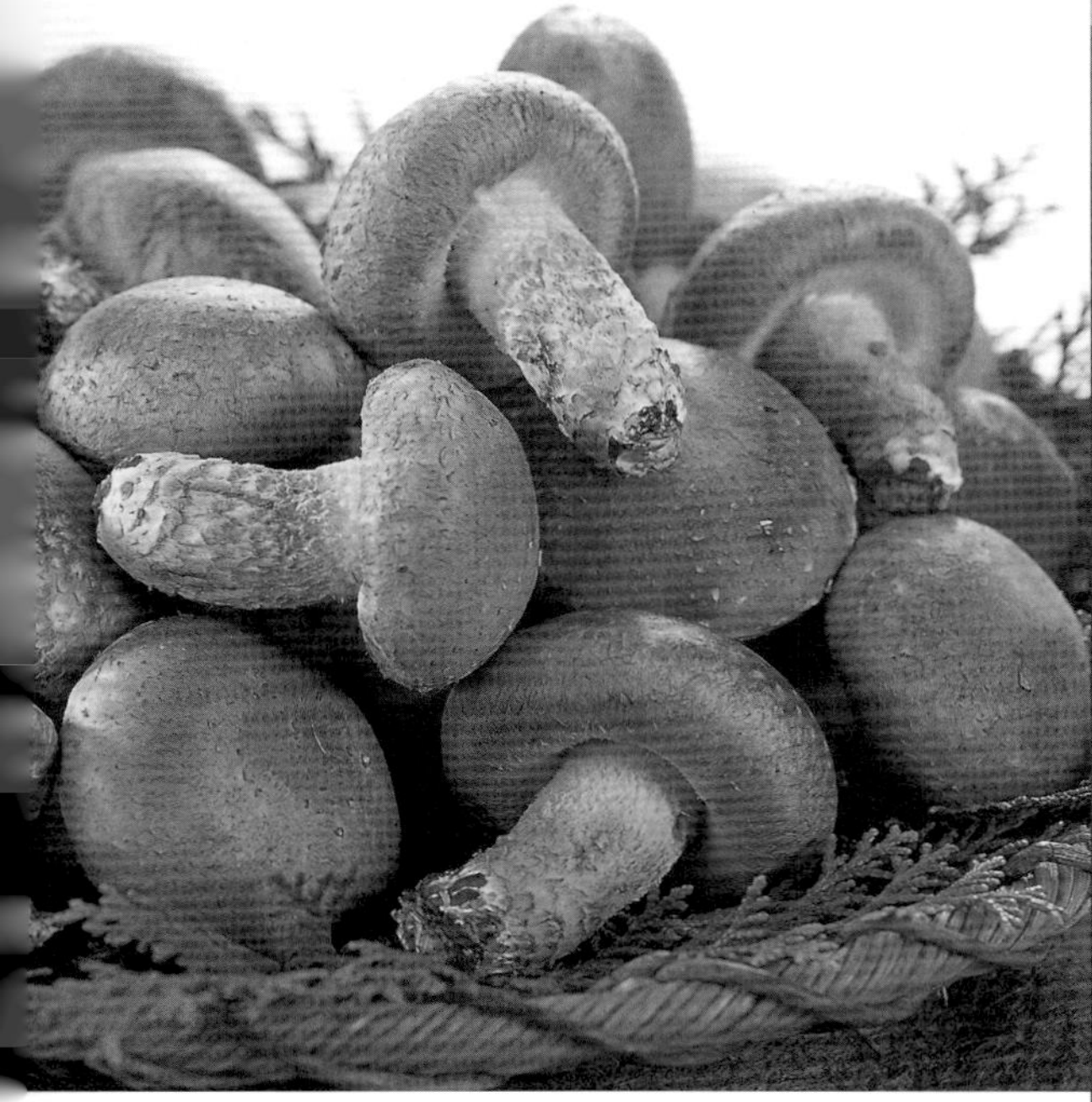

しいたけを毎日3個とるだけで、その有効成分がコレステロール値を改善してくれます

しいたけの食物繊維が脂質値を下げてくれます

しいたけには、コレステロールや中性脂肪を下げる効果があります。それは、食物繊維、ナイアシン（ビタミンB群ビタミンのひとつ）、エリタデニンといった有効成分が豊富に含まれているからです。

まず食物繊維には、小腸でコレステロールの吸収を抑えたり、胆汁酸を吸着して体内の

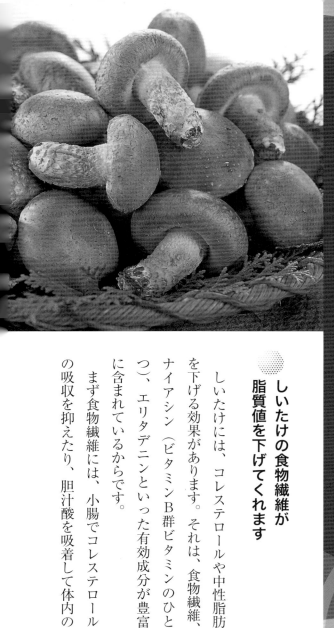

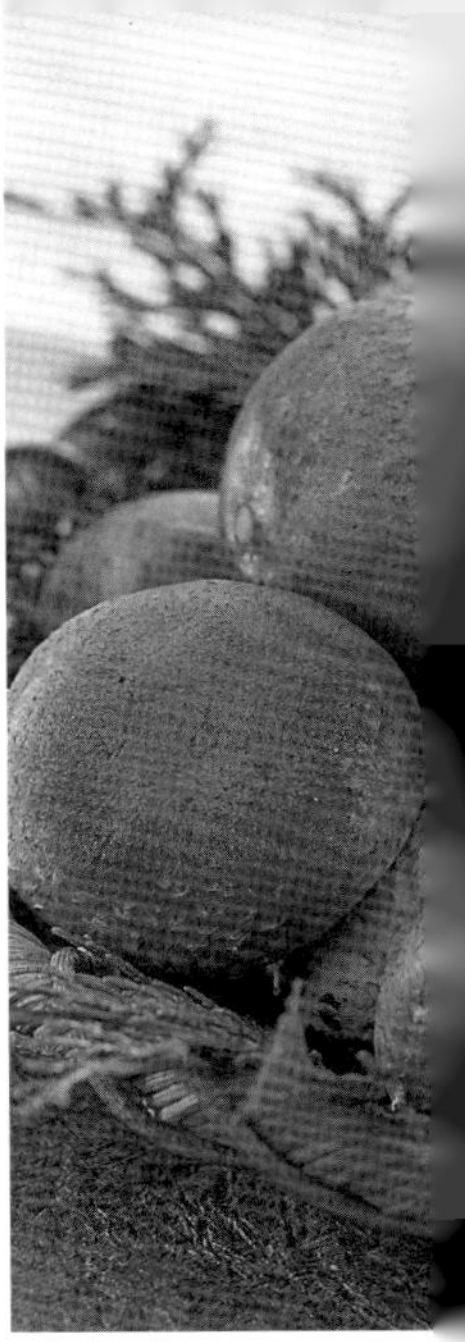

余ったコレステロールの排出をスムーズにする作用があります。

また、食物繊維には腸内でビフィズス菌などの善玉菌がふえるのを促し、それによる整腸作用があります。そうして腸の働きが活発になると便の量がふえ、ふえた便はコレステロールや中性脂肪を吸着して体外へ排泄してくれるのです。

ナイアシンが悪玉リポタンパクを低下させます

しいたけに豊富に含まれているナイアシンは、主に次のような働きをしてくれます。

一つは、肝臓での中性脂肪の合成を抑え、中性脂肪値を低下させる働きです。同時に、肝臓から放出されるＶＬＤＬも減少するので、コレステロール値も低下してきます。ＶＬＤＬとは、肝臓で脂質（中性脂肪やコレステロール）とタンパク質が結合して合成され、血液中に放出されるリポタンパクです。

もう一つは、Lp（a）という新種の悪玉リポタンパクを低下させる作用です。

Lp（a）が血液中にふえすぎると血栓をできやすくし、また、それ自体が動脈の壁にくっつきやすいため動脈硬化の独立した危険因子とされます。たとえば、コレステロールや中性脂肪が高くなくても、血液中のLp（a）の値が高ければ動脈硬化が進行してしまうのです。ナイアシンはこれを予防し、改善する効果があり、病院では治療薬として使われています。

注目すべき固有成分エリタデニンの特効

3つの有効成分の最後はエリタデニンです。エリタデニンは、しいたけに含まれる固有の成分で、これにもコレステロール低下作用があります。

先ほど触れたVLDLというリポタンパクは、肝臓で脂質とタンパク質が結合して合成されますが、しいたけのエリタデニンには、この脂質とタンパク質の合成を抑え、また、中性脂肪やコレステロールを便中に排出し、体外に排泄する働きがあります。このため、結果として、これら脂質値を下げることができるわけです。エリタデニンは、しいたけの特に笠の部分に多く含まれています。

食べる量ですが、食物繊維が食べだめできない点を考えれば、毎日2～3個が適当でしょう。しいたけは、抗酸化作用や免疫力増強作用を持つ成分も豊富なので、おいしく食べながら健康づくりに役立ててほしいものです。

（板倉弘重）

トマトにはLDLコレステロールの酸化を抑えて、動脈硬化の予防や改善に役立つリコピンが豊富です

トマトの鮮やかな赤色は、リコピンという赤い色素成分によります。このリコピンは日光の強い紫外線や害虫からみずからを守るための、いわば、トマトに備わっている防御システムのようなもので、強力な抗酸化作用があります。

抗酸化作用とは、病気や老化のもとになる活性酸素などのフリーラジカル（細胞や体内の組織を傷つける有害な物質）の働きを打ち消す作用のことです。

リコピンはトマトなどの植物に特有の成分ですから、人間の体内でつくることはできません。しかし、トマトを食べれば、血液中にとり込むことができます。

血液中にとり込まれたリコピンは、血流に乗って全身をめぐりながら、人間の体内でもあらゆる場所で抗酸化作用を発揮します。

つまり、血液中のコレステロールの酸化を抑えて、動脈硬化の予防や改善に役立つのです。

β－カロチンやビタミンCなど、ほかの抗

酸化物質にくらべて、長い期間にわたって働くことも、リコピンの特徴です。リコピンが血液に入ってから半分に減るまでの期間は、約12〜33日間。その間、リコピンは血液中でその作用を発揮しつづけるのです。

リコピンが役立つのは、動脈硬化の予防だけではありません。心臓に起こる病気の予防に、強力な作用を発揮することがわかっています。

リコピンの摂取はガンの予防にもつながります。実際、トマトやトマトの加工品の消費量が非常に多い北イタリアの人々はリコピンの血中濃度が高く、口腔、食道、胃、大腸などのガンにかかる人の割合が、ほかの地域とくらべて最大で60％も低いことが判明しています。

1個のトマトに含まれるリコピンの量は、100g中0・88〜4・2㎎と、かなりのばらつきがあります。トマトの皮や果肉の色が赤ければ赤いほどリコピンが多くなります。旬のトマトには、リコピンだけでなくビタミンCなど、ほかの栄養素も多く含まれます。ミニトマトも同様です。

病気の予防・改善効果を期待する人には、トマトの果汁が濃縮されたトマトジュースを飲むのもおすすめです。

毎朝コップ1杯を飲むことを習慣づければ、安定した量のリコピンを継続して摂取できます。リコピンのサプリメントを活用するのもよいでしょう。

リコピンは、どれだけとればどれだけ働くかということは、まだわかっていません。十分な量を継続してとれば、効果が発揮されやすいでしょう。

（蒲原聖可）

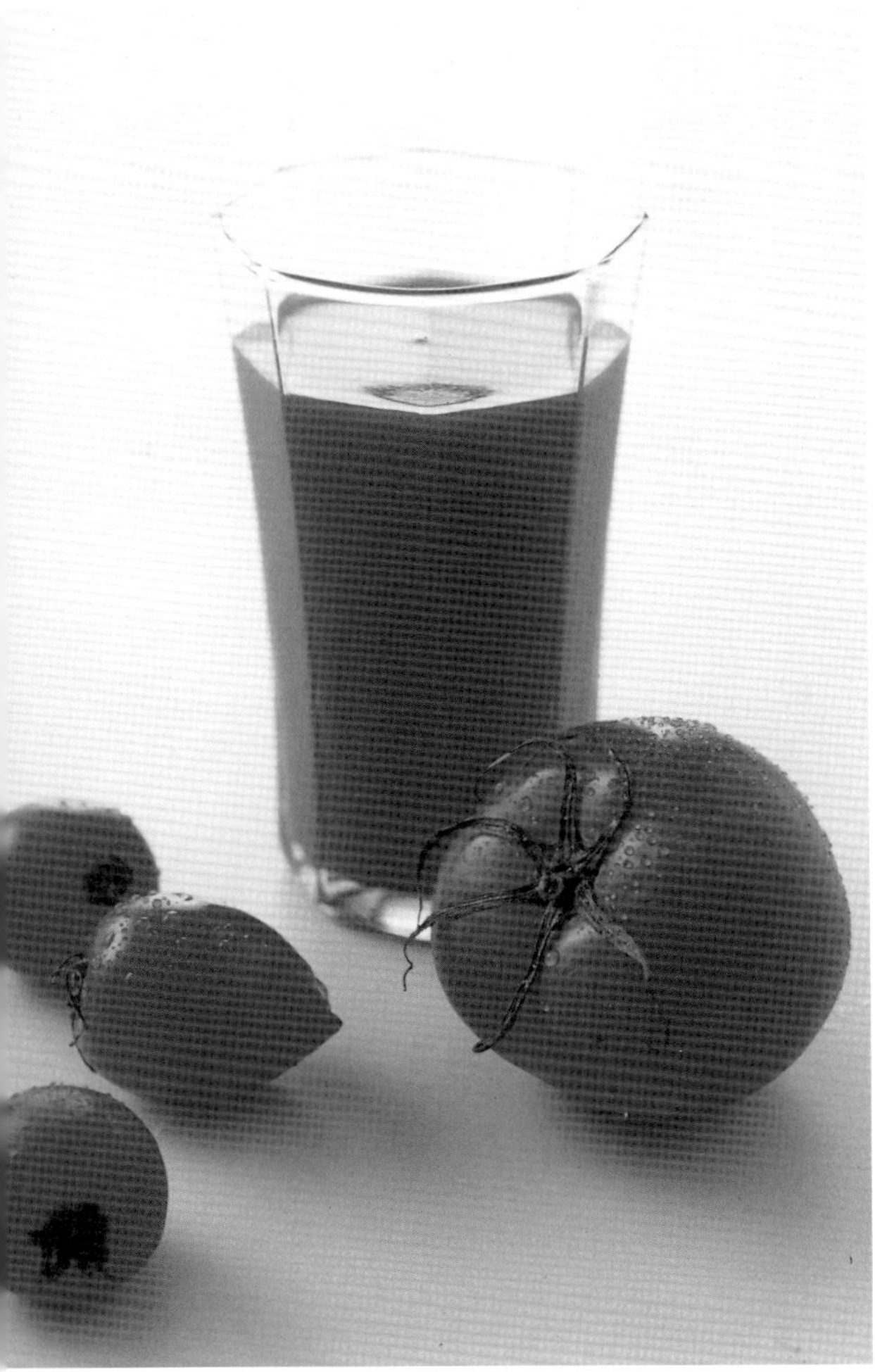

りんごを食べると体重をふやさずに、中性脂肪値とLDLコレステロール値を下げてくれます

りんごなどの果物には果糖が多いため、たくさん食べると中性脂肪がふえると思っている人が多いようです。実は、これはまちがいです。私たちの研究グループが行った実験で、りんごにはむしろ高くなった中性脂肪値を正常化する作用があることがわかりました。

この実験には男性8人と女性6人（平均年齢は45才）に協力してもらいました。この14人に、1日1・5～2個のりんごを3週間にわたって好きなときに食べてもらいました。

そして、実験前と実験後の血液の変化を調べたところ、りんごを食べる前には平均110㎎／dℓだった中性脂肪値が、87㎎／dℓに下がっていたのです。

14人の中には、実験前の中性脂肪が214㎎／dℓと、正常値の上限の149㎎／dℓを大幅に超えていた人もいましたが、実験後は126㎎／dℓにまで改善していました。

ちなみに、りんご1・5～2個分のエネルギーは229～306㎉もありますが、実験に

よって体重がふえた人はいませんでした。

この実験では、もうひとつ興味深いことがわかっています。りんごを食べたあと、血液中のビタミンCが、平均で34％増加していたのです。

りんご自体ビタミンCはそれほど多くはありませんが、りんごにはほかの食品に含まれるビタミンCが体に吸収されるのを助ける作用があるようです。

またりんごの食物繊維であるりんごペクチンにも、コレステロールを減らす作用があることがわかっています。

これを確かめる実験では、まず、平均年齢47才の男女14人にりんごペクチンを顆粒にしたものを1日に8・4gとってもらいました。そして3週間後に血液検査を行うと、14人中13人の総コレステロール値が下がり、しかもLDL（悪玉）コレステロールの割合が低くなるという結果がみられたのです。

つまり、りんごペクチンがコレステロールの量だけではなく、質も改善したのです。

「1日1個のりんごで医者いらず」の言葉どおり、りんごには動脈硬化の危険因子を改善する力も秘められているのです。（田中敬一）

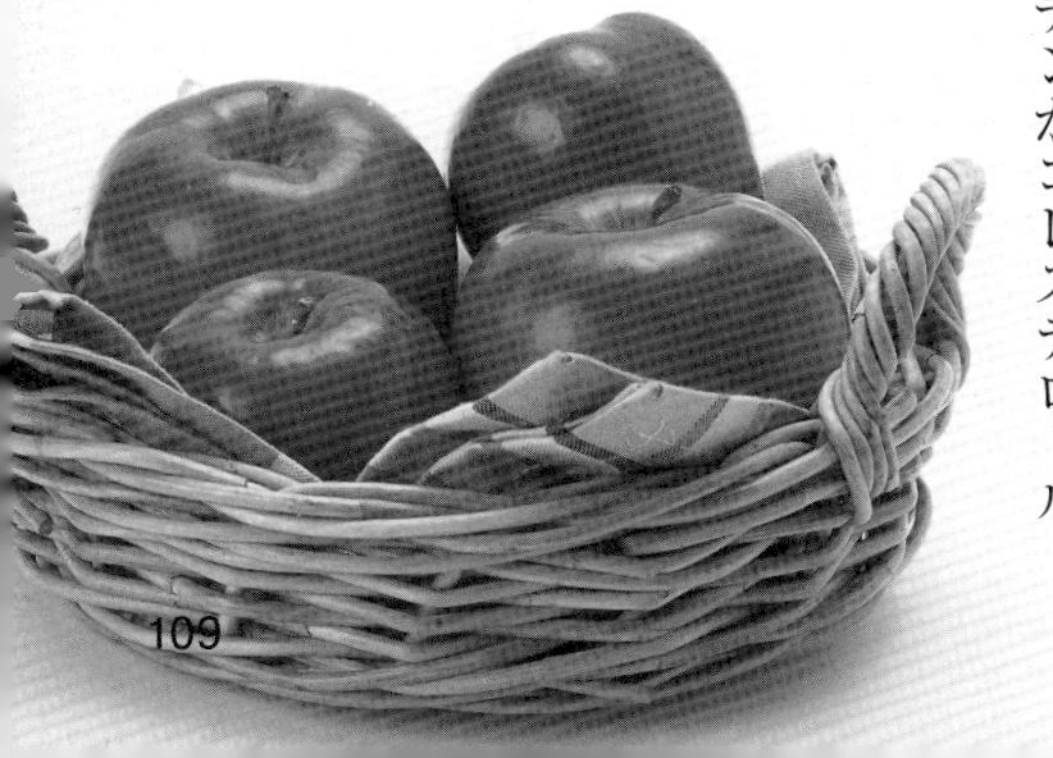

にんにくには、コレステロール値を下げ、血栓をできにくくし、動脈硬化を予防する成分が豊富です

にんにくの強烈なにおいの正体は、アリシンという含硫化物です。にんにくには、アリインという成分が多く含まれており、切ったりすりおろしたりして空気にふれると、酵素の働きでアリシンへと変わります。

アリインがアリシンへと変化すると、さまざまな薬効があらわれます。

アリシンには、強い殺菌作用があり、食中毒や感染症を予防します。コレステロール値を下げる効果があることも報告されています。

アリシンはビタミンB_1と結合すると、アリチアミンという物質に変わり、ビタミンB_1の吸収を高めます。ビタミンB_1が持つ、代謝をアップし、疲労回復や滋養強壮の効果をいっそう発揮してくれるのです。そのうえ、ビタミンB_1は水溶性のため体内に長時間蓄えられませんが、アリチアミンは脂溶性なので長く体に蓄えることができます。

また、アリシンと脂質が結合してできる物

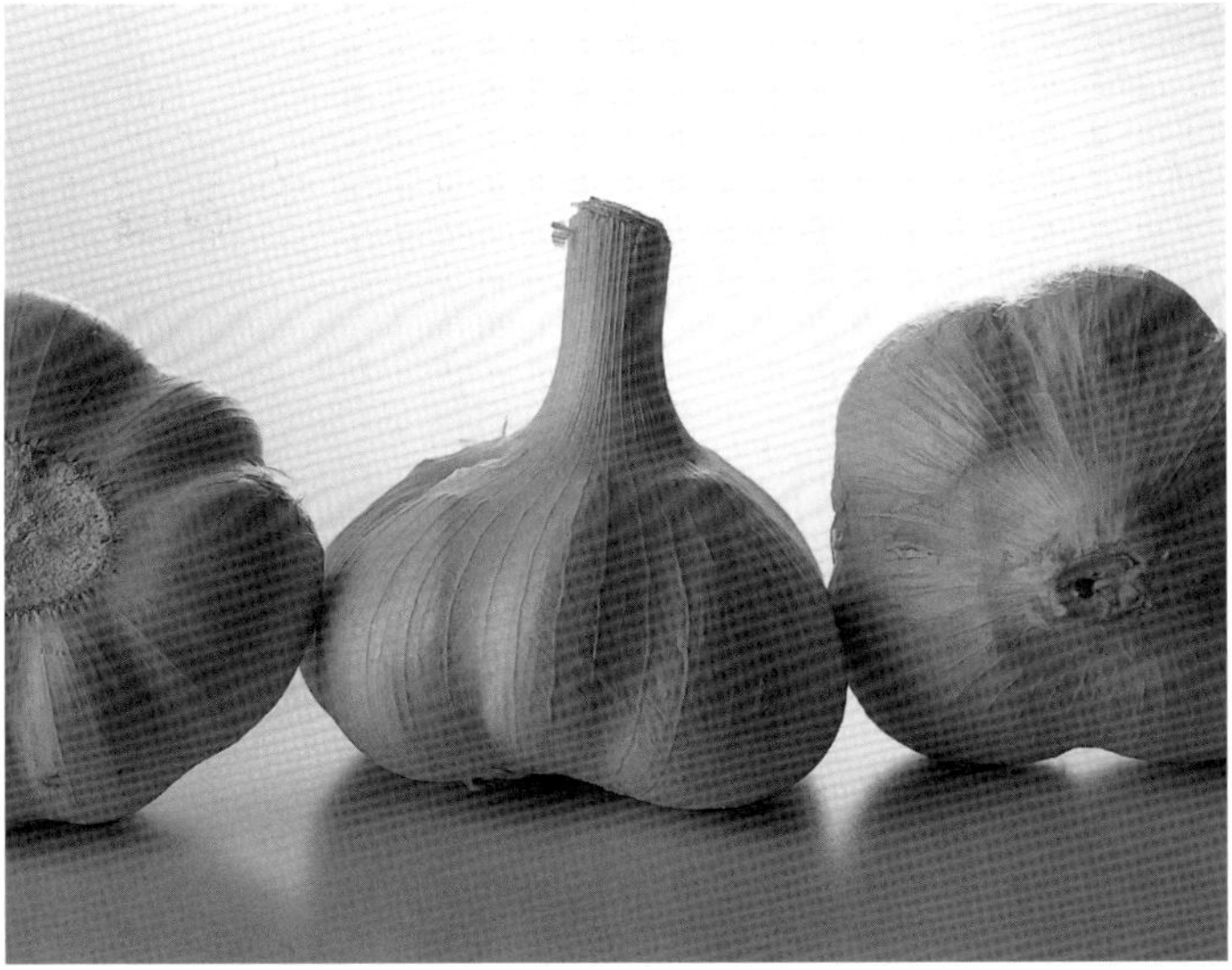

質である脂質アリシンは、ビタミンEと同じ働きをします。ビタミンEの働きとは、血管内の老廃物を除去し、血液をサラサラにして血管を丈夫に若々しくしてくれること。脂質アリシンには、これと同じ効果を期待できるのです。

もうひとつ、にんにくの代表的な成分にスコルジンがあります。スコルジンには、エネルギー代謝を高めることで体脂肪の蓄積を防ぎ、コレステロール値を低下させる効果があるため、ダイエットに役立つほか、高血圧や動脈硬化などの予防に最適といわれています。

さらに、最近注目されているのは、アリシ

ンを熱することでできるアホエンという成分です。アホエンにはコレステロールを低下させ、動脈硬化を防ぐ働きがあります。また、血液をサラサラにして、血栓を防ぐ効果もあります。

ほかにも、活性酸素の発生を妨げ、発ガン性物質を抑える機能を持つセレニウムや、免疫力を高めるゲルマニウムなども含まれていて、にんにくの薬効成分は数え切れないほど。

こんなにすばらしいにんにくですが、気をつけてほしいのが食べすぎです。アリシンは殺菌力が強いため、とりすぎると胃に存在する有用菌まで殺してしまうのです。胃の弱い人が空腹時ににんにくを食べると、まれに胃腸の痛みや貧血を起こすことがあります。空腹時に大量にとることを避けて、毎日少しずつ食べるのが、にんにくの薬効を得るコツです。

（落合 敏）

にんにくには注目の成分がいっぱい含まれています

アリシン

にんにくをつぶしたり、すりおろしたりするとできる強いにおいの成分。ビタミンB_1の吸収力を高めて、疲労回復や脳の活性化にも役立つ。強い殺菌力があるほか、血管を広げて血管内の汚れを除去し、コレステロールを下げる働きもある。

アリチアミン

ビタミンB_1とアリシンが結合するとできる物質で、ビタミンB_1の吸収を10～20倍も高めてくれる。糖質の代謝を促進する効果が大きいため、糖尿病予防になるほか、胃腸の運動を活性化する働きもある。

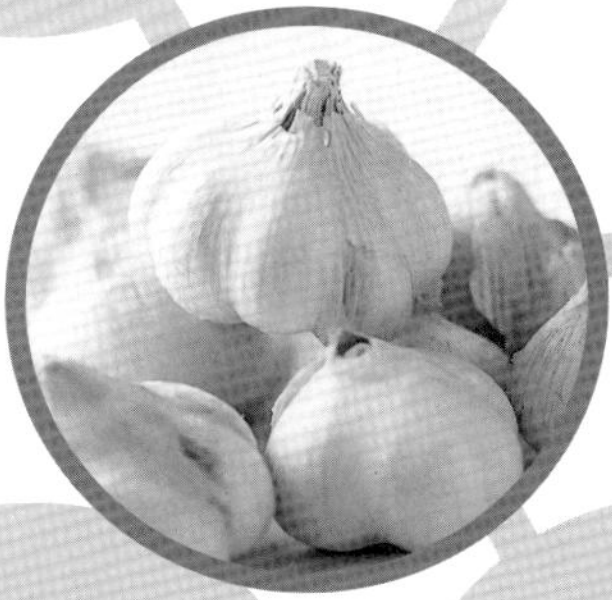

スコルジン

疲労回復や新陳代謝を促進する作用がある成分。ビタミンB_1の吸収を高め、B_1の効力がアップする。食欲不振や動脈硬化、冷え症などの解消にも効果がある。

アホエン

アリシンを一定温度で熱してできる成分で、血液をサラサラにし、抗血栓作用がある。また、脳の伝達物質を壊してしまう酵素をストップさせる働きもあるため、老化防止や記憶力アップにも効果大。

脂質アリシン

アリシンと脂質が結合してできる物質で、ビタミンEと同じ働きをするため、血管内の老廃物を除去したり、赤血球をふやして、血管の若返りをすすめる効果がある。

セレニウム

9種類の必須ミネラルのひとつで、活性酸素が体内に発生するのを防ぐ効果がある。ビタミンEの50～100倍の強力な抗酸化作用を持ち、男性の精力増強効果も期待できる。

ゲルマニウム

細胞の活性化や疲労回復に役立つ。有機と無機があり、有機ゲルマニウムは人間の体内で酸素を豊富にする働きがある。発ガン物質を抑え、免疫力をアップする効果がある。

寒天を夕食前に1杯食べるようにすると、コレステロール値を改善できます

コレステロールというと、食べ物からとるコレステロールばかりが注目されがちですが、実は私たちの体内では、食事でとる量の約3倍のコレステロールがつくり出されています。

肝臓で合成されたコレステロールの多くは、肝臓で胆汁酸につくり変えられます。胆汁酸は消化液である胆汁の主成分になり、腸で食物の脂肪分を乳化して消化を助けます。消化の役割を終えた胆汁酸は、腸で再び吸収され肝臓に戻って再利用されます。この腸と肝臓の間の胆汁酸の循環を腸肝循環と呼びます。もし何らかの理由で、胆汁酸が腸から肝臓に戻らなくなって腸肝循環が減れば、肝臓は体内のコレステロールを使って新たな胆汁酸をつくらなければならなくなり、結果、血中コレステロール値は低下することになります。

この腸肝循環を減らすうえでおすすめしたいのが寒天です。

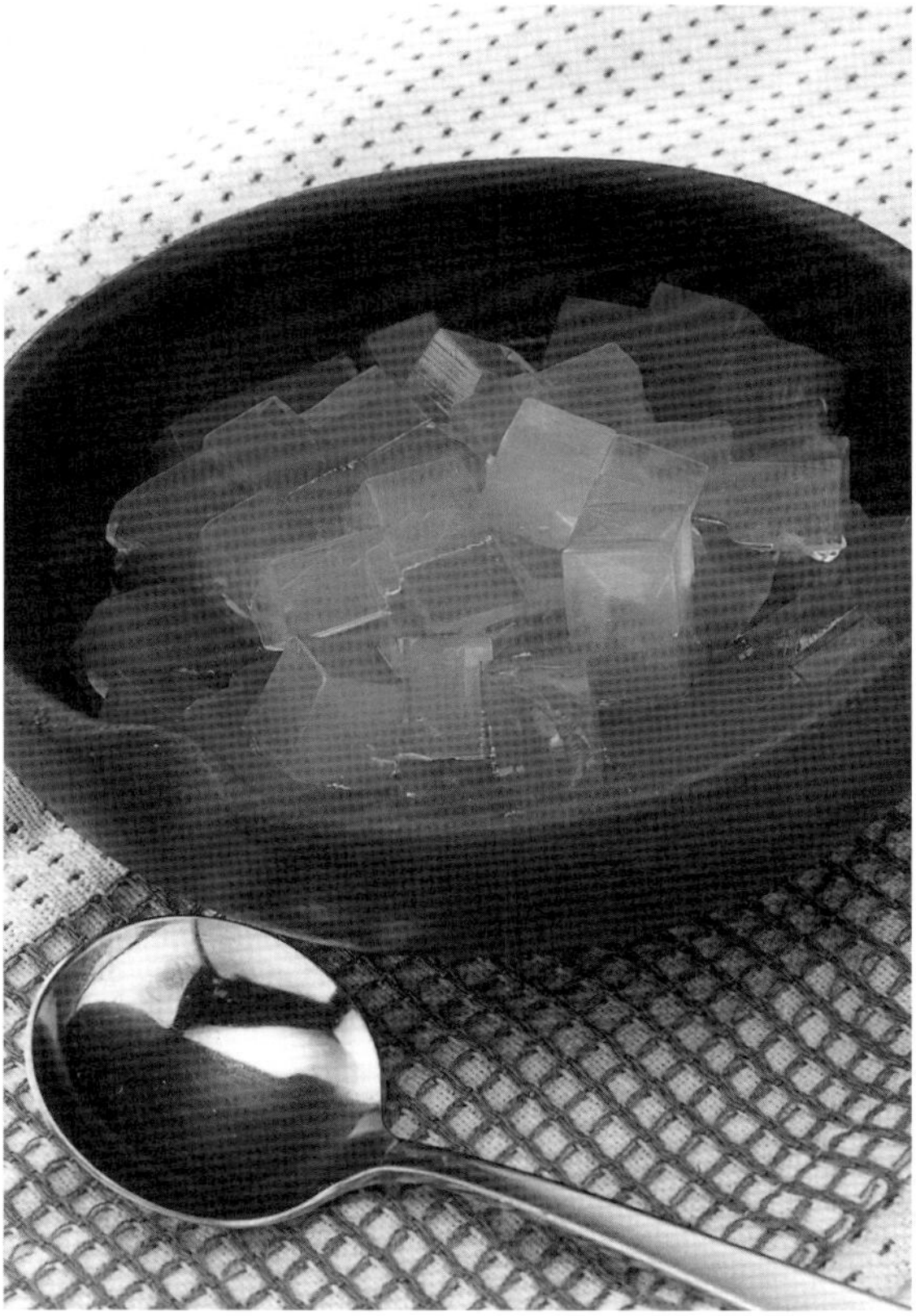

寒天には食物繊維がたっぷり含まれています。寒天の食物繊維は、大量の水分を吸うとふくらんでゲル状になり、腸内の胆汁酸を抱き込んで一部分を排出します。すると、腸から肝臓に戻るはずの胆汁酸が不足し、肝臓は胆汁酸をつくるために体内のコレステロールを使います。その結果、体内のコレステロール量が調整されるというわけです。

　こうした作用を得るためには、夕食前に寒天を1杯（約180gが目安）食べるとよいでしょう。食物繊維がとれるうえ

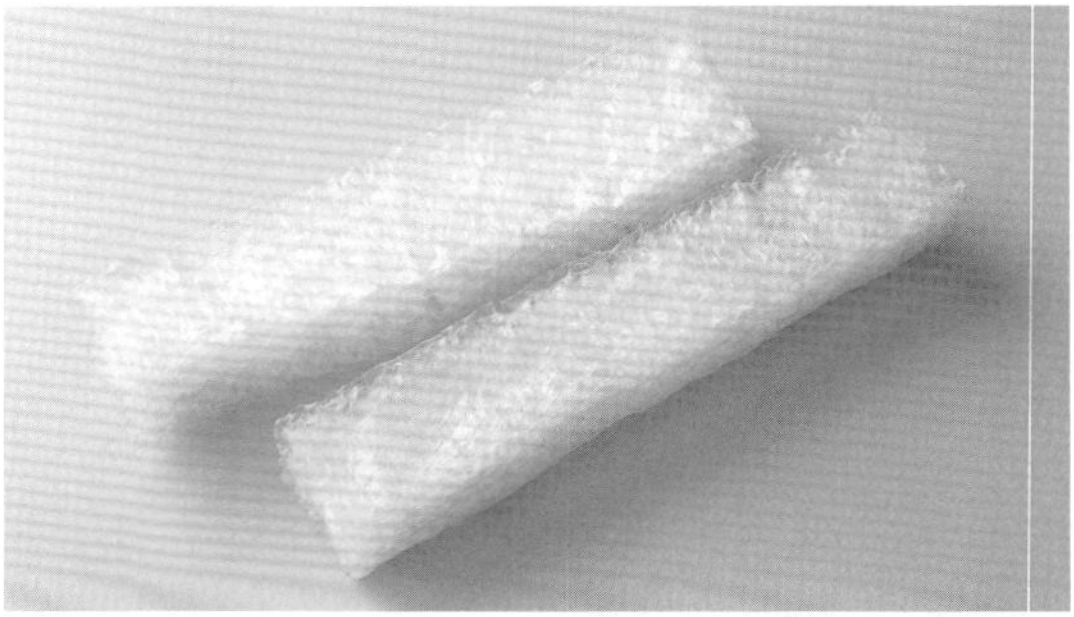

に、寒天のかさで満腹感が得られ夕食の量を減らすことができます。夕食を減らすことは、コレステロール改善の近道でもあります。

　私たちが行った実験では、寒天を１日１回夕食前に食べつづけた人たちの多くは、コレステロール値が改善されていました。

　寒天は３５０年前から日本人が食べてきた安全な食材です。1日1回食べつづけても、健康上のトラブルはないと思います。

　ただし、寒天の効きめはゆるやかで、劇的に効果が出るわけではありません。じっくり3カ月以上はつづけてみてください。その間に、味に飽きたり、作るのが面倒くさくなったりした場合は、市販品を利用したり、料理法を工夫しましょう。

　最近では、低カロリーの寒天商品も販売されているようです。ところてんは、寒天とほぼ同じ成分ですから、1杯の寒天のかわりに、1杯の市販のところてんでもかまいません。まずは2週間、つづけてみてください。

（杤久保 修）

赤い魚介類の色素が活性酸素をとり除いて血液を若く保ち、動脈硬化を予防します

鮭やイクラ、えび、かになどの赤い色をした魚介類には、アスタキサンチンという赤い色素成分が含まれています。この色素はカロチノイド系色素の一種で、ガンや動脈硬化、老化の原因を生み出す活性酸素を撃退する抗酸化作用を持っています。

アスタキサンチンの抗酸化力は、若返りビタミンと呼ばれるビタミンEの500倍にも上ります。数ある活性酸素の中で特に紫外線によってふえやすい一重項酸素に対抗する力

各種の鮭とその卵に含まれるアスタキサンチンの量（100g中の含有量）

白鮭	0.3～0.8mg
紅鮭	2.5～3.5mg
銀鮭	0.8～2.0mg
キングサーモン	1.0～2.0mg
アトランティックサーモン	0.3～0.8mg
イクラ	0.8mg
すじこ	0.8mg

アスタキサンチンが最も豊富に含まれるのが紅鮭。アスタキサンチンは脂溶性なのでムニエルなどにして油といっしょにとると吸収がいい

（『活性酸素に攻め勝つアスタキサンチン』板倉弘重　ハート出版より）

が、食品に含まれる成分の中で最も強いことがわかっています。

アスタキサンチンが体内に入ると、この強力な抗酸化作用によって、❶悪玉コレステロールの酸化を抑制する、❷活性酸素が血管壁を傷つけることによって起こる動脈硬化を抑制する、❸ストレスによって弱まる免疫細胞の働きを正常化する、などの作用をもたらすことが実験で確かめられています。

また、アスタキサンチンをとると、視力の回復や黄斑変性症などの眼病予防、肌のかさつきや色素沈着、皮膚のたるみ予防などの効果も期待できます。

アスタキサンチンは、鮭の切り身1切れ程度で理想の摂取量を十分にクリアできます。

アスタキサンチンは水にとけにくく、熱にも強い成分ですから、どんな調理法でも失われる心配はありません。

ただし、きんめだいやきんき、めばる、たいなどは、赤い皮ごと食べないとアスタキサンチンの効果は得られません。えびやかになどには皮や殻に多く含まれているので、まるごと食べられるさくらえびなどを選ぶとよいでしょう。カルシウムもとれて、一石二鳥です。

（板倉弘重）

鮭の切り身に含まれる赤い色素の量はナンバーワン

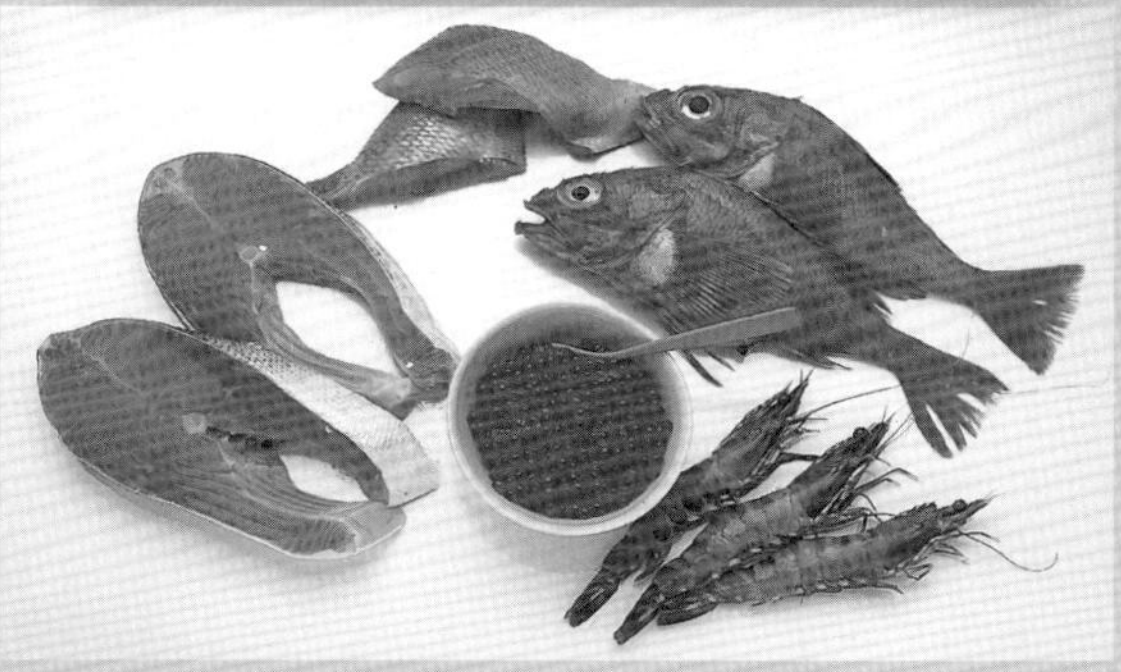

濃い赤橙色をした紅鮭100g中には、アスタキサンチンが2.5 ～ 3.5㎎含まれています。抗酸化作用の効果を期待するなら、1日に0.6 ～1㎎をとるのが最適。紅鮭の切り身なら、半切れほどでクリアできる。1回30gを1～2日に1回食べるのがおすすめ。
アスタキサンチンの100g中の含有量の順位は、つづいて、きんめだい、きんきに2～3㎎、甘えび、毛がにに1㎎、イクラに0.8㎎。きんめだいやきんきは、赤い皮ごと食べないと意味がない。

鮭のじょうずな食べ方

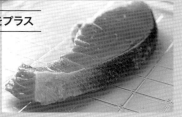

レモンやかぼすでビタミンをプラス

ビタミンCなどの水溶性の抗酸化成分をいっしょにとると、いったん失われたアスタキサンチンの抗酸化力が復活する。鮭を食べるときはレモンなどの汁をかけるとより効果的。

鮭は新鮮なうちに食べる

鮭を長く保存すると、光や酸素に反応して、アスタキサンチンの抗酸化力が失われる。鮭は新鮮なうちに食べるようにする。

大さじ1杯の食酢を毎日とれば、血中総コレステロール値が下がることが証明されています

お酢を毎日とった場合と、そうでない場合とでは、血中総コレステロール値の減少にはっきりとした差が出ます。これは、私たちが行った実験で証明されています。

まず動物（ラット）実験を行ったところ、お酢の成分である酢酸が血中総コレステロール値の上昇を抑えることがわかりました。

つづいて私たちは、主に血中総コレステロール値が高めの男女95名のかたを対象に、お酢（酢酸）の入った飲料を12週間つづけて飲んでもらい、4週間ごとに血液検査をする試験を行いました。

飲んでもらったのは、お酢としてりんご酢が15㎖入った100㎖の食酢飲料（りんご酢は5倍以上薄まっています）と、お酢が入っていない100㎖のプラセボ飲料です。プラセボ飲料とは、試験の対象者にお酢が入っていると思わせて実は入っていない、いわば偽の食酢飲料です。「お酢が入っているから効くはずだ」という気分による効果を排除する

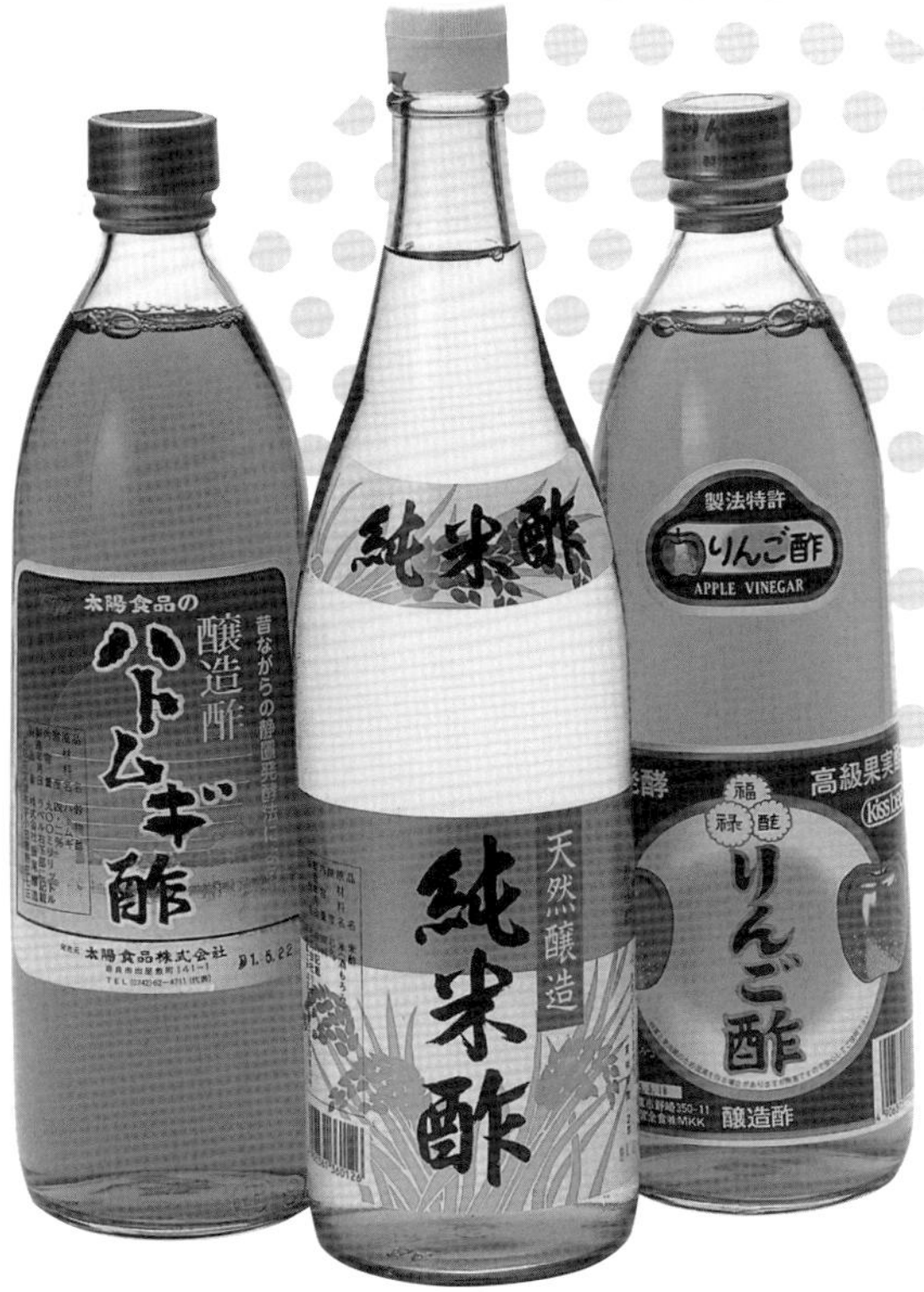

ために使います。

そして、食酢飲料を1日2本飲む高用量グループ、食酢飲料とプラセボ飲料を1本ずつ飲む低用量グループ、プラセボ飲料を2本飲むグループに分けて経過を観察した結果、血中総コレステロール値の変化量は123ページのグラフのようになりました。

血中総コレステロール値の平均値が、高用量の場合は14mg／dℓ減り、低用量の場合は13mg／dℓ減少しています。

つまり、この結果からいえることは、高めの血中総コレステロール値をコントロールするにはお酢が有効であること、そして、用量は大さじ1杯（15㎖）で十分な効果を発揮することです。

これまでに発表されてきた実験結果などから、血中総コレステロール値が低下するのは、酢酸が肝臓などでのコレステロールの合成を抑制するためではないか、と考えられています。

今回の試験ではりんご酢を混合した飲料を使いましたが、血中総コレステロール低下作用があるのは酢酸であることから、黒酢、果実酢、穀物酢など種類を問わず同様の効果があるといえます。ただし、原液のままでは刺激が強すぎるので、5倍以上に薄めて飲むように心がけてください。

また、最近は、飲料用にあらかじめ薄めてあったり、味つけをした清涼飲料水や調味酢など、さまざまなお酢の商品があります。これらは、大さじ1杯分に酢酸750㎎を含まない場合もあるのでお酢（または酢酸）がどれだけ含まれているか記されている商品を選ぶとよいでしょう。調理などに使った場合も同様の効果が期待できるので、特に飲むことにこだわらず、1日大さじ1杯のお酢をとれるよう、工夫をしてはいかがでしょうか。

（編集部）

食酢による血中総コレステロール値の変化の推移

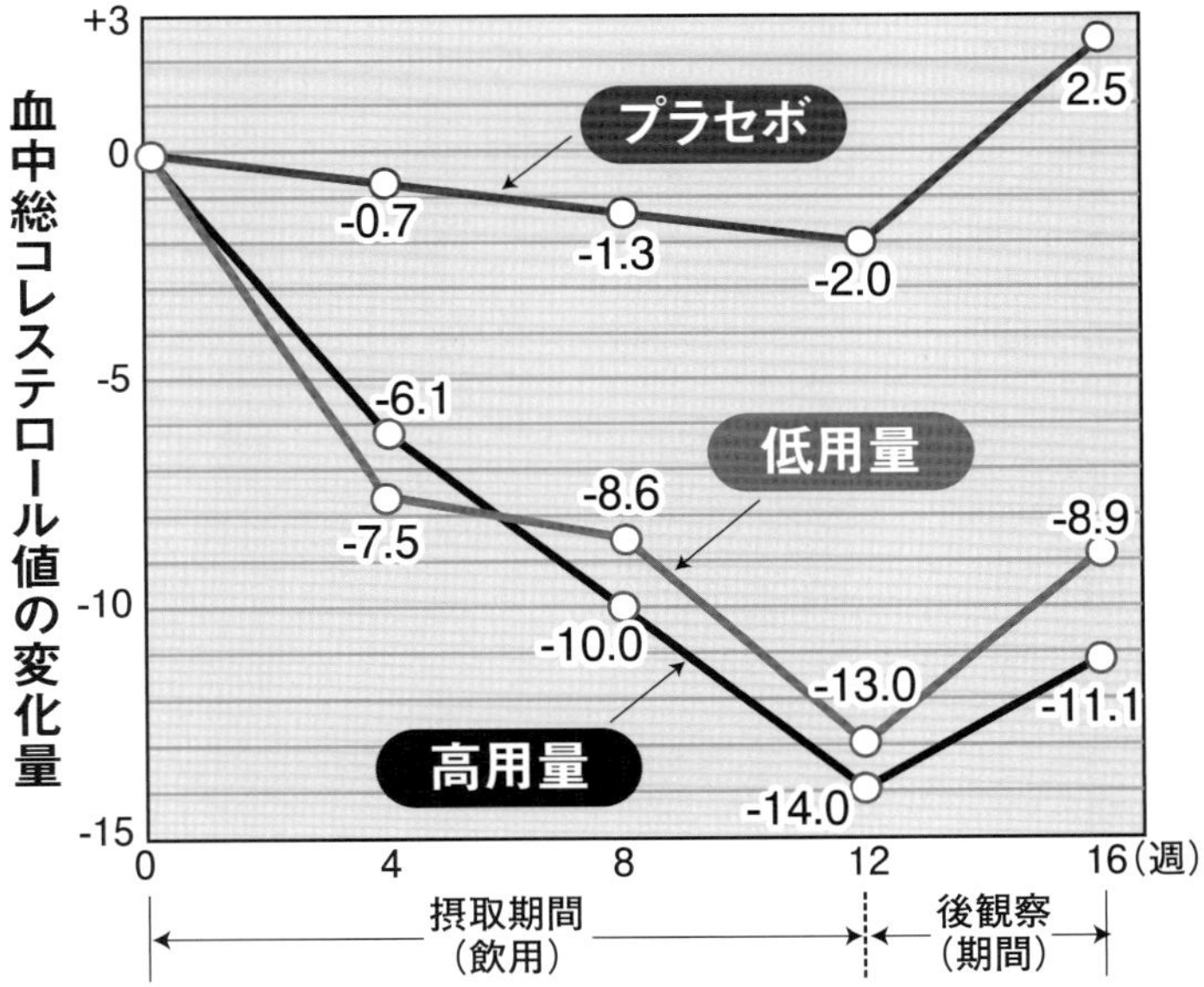

プラセボグループ

食酢がまったく入っていないプラセボ飲料100mlを1日に2本飲む

15ml／日グループ（低用量）

食酢15mlが入った飲料1本とプラセボ飲料1本の合計2本（酢酸は750mg）を飲む

30ml /日グループ（高用量）

食酢15mlが入った飲料を1日に2本（酢酸の合計は1500mg）飲む

データ提供はミツカングループ本社中央研究所

ごまの薬効成分セサミンが悪玉コレステロールを減らし、酸化を防いでくれます

コレステロールを低下させるごま特有のポリフェノール

ごまには、ポリフェノールの一種で、リグナン（ゴマリグナン）と呼ばれるすぐれた抗酸化物質が含まれています。このゴマリグナンは、セサミン、セサモール、セサミノール、セサモリノール、セサモリン、ピノレジノールといった主に6種類の成分の総称です。これらのうちごまに最も多く含まれているのがセサミンです。

このセサミンの健康効果に着目して、ごまからとり出したセサミンを使い次のような臨床実験を行ってみました。

脂質異常症の患者さんを2つのグループに分け、一方のグループには「セサミン＋ビタミンE」を、もう一方には「ビタミンEのみ」を、それぞれ8週間にわたって服用してもらい、コレステロール値の変化を調べてみたのです。

セサミンのコレステロール低下作用(8週間)

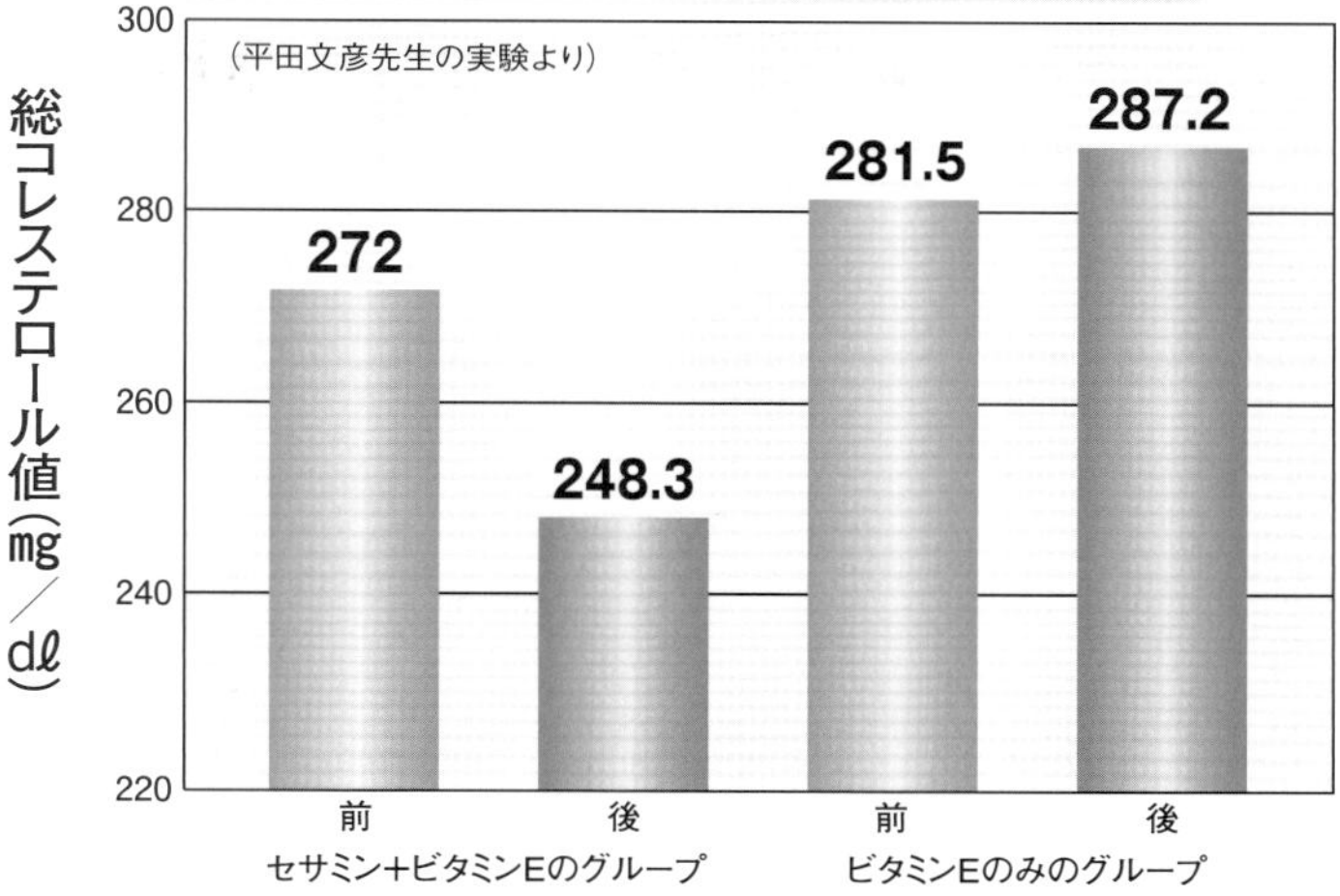

セサミンの効果はビタミンEによって増強されるため、セサミンとともにビタミンEもあわせて服用してもらったのです。

その結果、ビタミンEのみを飲んだグループのコレステロール値はあまり変化がなかったのに対し、セサミンとビタミンEをいっしょに飲んだグループは、総コレステロール値が平均9%も下がっていました。

さらに、セサミンとビタミンEを飲んだグループは、悪玉のLDLコレステロール値が16%も低下し、反対に善玉のHDLコレステロール値は約6%上昇していたのです。

このことから、セサミンは、単にコレステロール値を下げるだけでなく、HDLコレステロールをふやす二重の効果があることがわかりました。

セサミンとビタミンEで抗酸化作用もアップします

ところで、動脈硬化を予防するためには、他項でも再三説明されているように、ＬＤＬの酸化を防止することもたいせつです。

そこで利用したいのが抗酸化物質です。ビタミンEは私たちが口にする代表的な抗酸化物質ですが、ポリフェノールの一種であるセサミンも、いうまでもなくすぐれた抗酸化物質のひとつです。ごまには、この2つが豊富に含まれており、ＬＤＬの酸化を防ぐうえで大きな働きをします。しかも、セサミンには、ビタミンEの働きを増強する作用もあることが明らかになっています。

このように、セサミンとビタミンEをともに含むごまは、ＬＤＬの酸化抑制に大きな効果を発揮する食品といえます。（平田文彦）

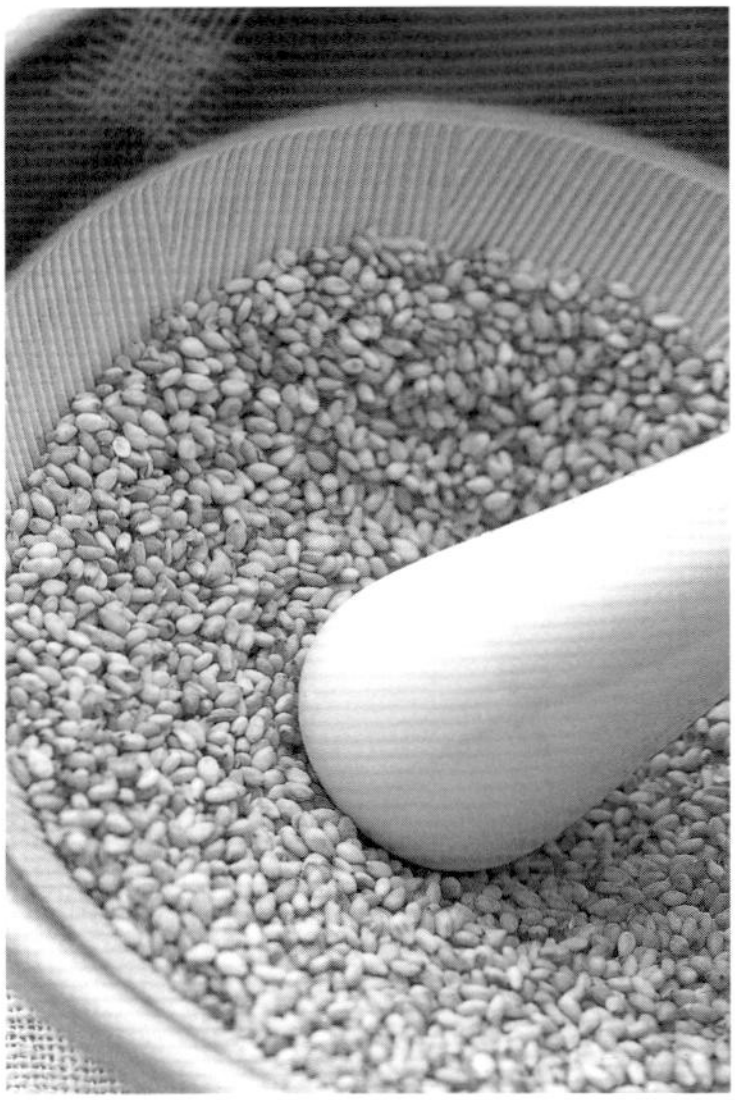

赤ワインのポリフェノールがLDLの酸化を抑え、動脈硬化を予防します

フォアグラや各種肉類、バター、生クリーム、チーズなどといったように、フランス料理には動物性脂肪がたっぷり含まれた材料が使われています。

こうした料理を中心にした食生活を送れば、コレステロール値は上がり動脈硬化につながります。狭心症や心筋梗塞などの心臓病が起きやすくなります。

当然、フランスでは心臓病が多いかと思いきや、意外なことに、フランスにおける心臓病の死亡率は、欧米諸国の中でも低いというのです。

この矛盾に満ちた現象は、フレンチ・パラドックス（フランスの逆説）と呼ばれ、これまで大きな謎になっていました。

しかし、その謎を解くカギは、フランス料理につきものの赤ワインに隠されていたのです。

動脈硬化は、悪玉のＬＤＬコレステロールが活性酸素によって酸化された酸化ＬＤＬが引き起こします。

そこで動脈硬化を予防するには、活性酸素によるＬＤＬの酸化を防がなければなりません。

この役割を果たしているのが、実は赤ワインだったのです。赤ワインには活性酸素の害を抑えるポリフェノールという物質が豊富に含まれています。

ぶどうの皮の色素成分であるアントシアニンもポリフェノールの一種ですが、赤ワインはぶどうをまるごと使って醸造するため、赤い色のもとであるこのアントシアニンが豊富です。そのほか、カテキンやフラボノイドなど多くのポリフェノールが豊富に含まれているのです。

実際、私たちは体内での赤ワインの働きを調べてみました。実験の結果、予想どおり、赤ワインには体内でのＬＤＬの酸化を抑える働きがあることがわかったのです。

では、１日にどのくらいの赤ワインを飲めばよいのでしょうか。

個人差はありますが、毎晩、夕食どきにワイングラスで１〜２杯（約２００㎖）が目安になるでしょう。赤ワインを常飲すれば、活性酸素によるＬＤＬの酸化は抑えられ、動脈硬化はもちろん、心臓病や脳卒中の予防にも効果的です。

ただし、赤ワインはあくまでもお酒ですし、カロリーもあります。くれぐれも飲みすぎには注意しましょう。

（板倉弘重）

乳脂肪をたくさんとっても心臓病が少ないフランス

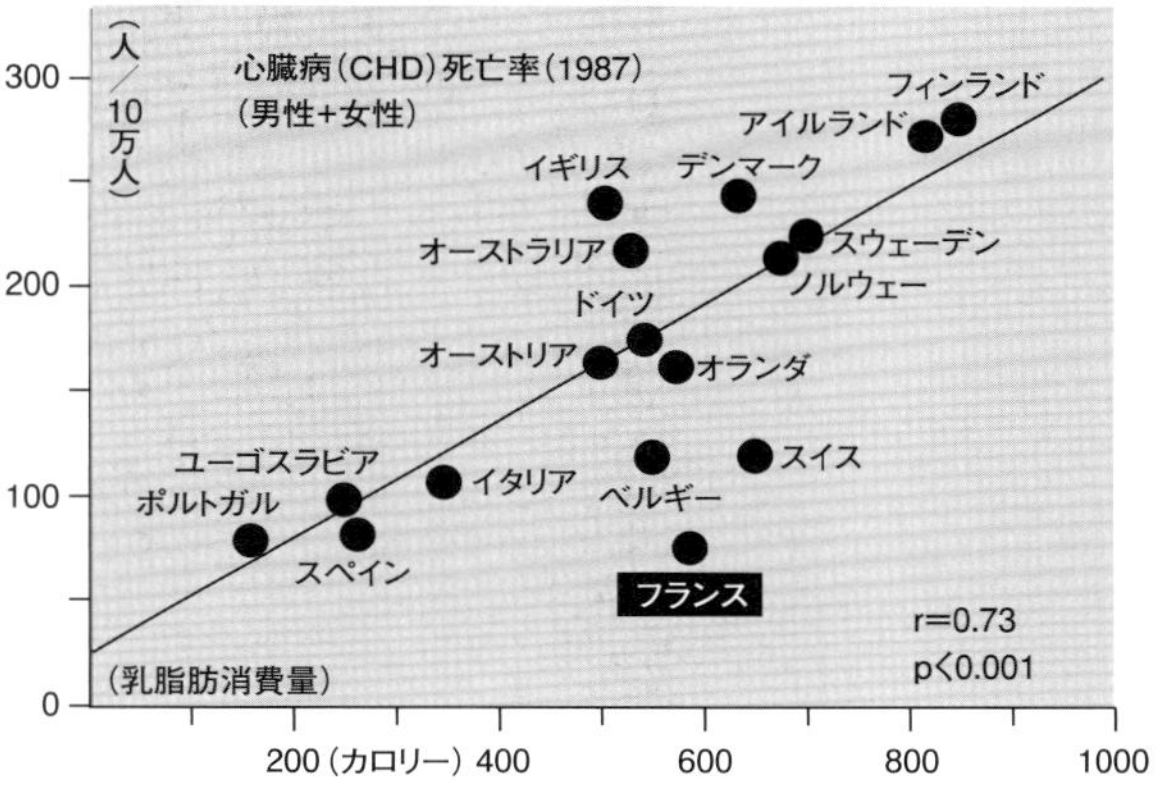

フランス人は、とっている乳脂肪にくらべ、心臓病（冠動脈疾患）による10万人あたり死亡者数が目立って少ないのがわかります

S.Renaudのデータ（Lancet1992:338:1523-26）を改変

肉をたくさん消費しても心臓病が少ないフランス

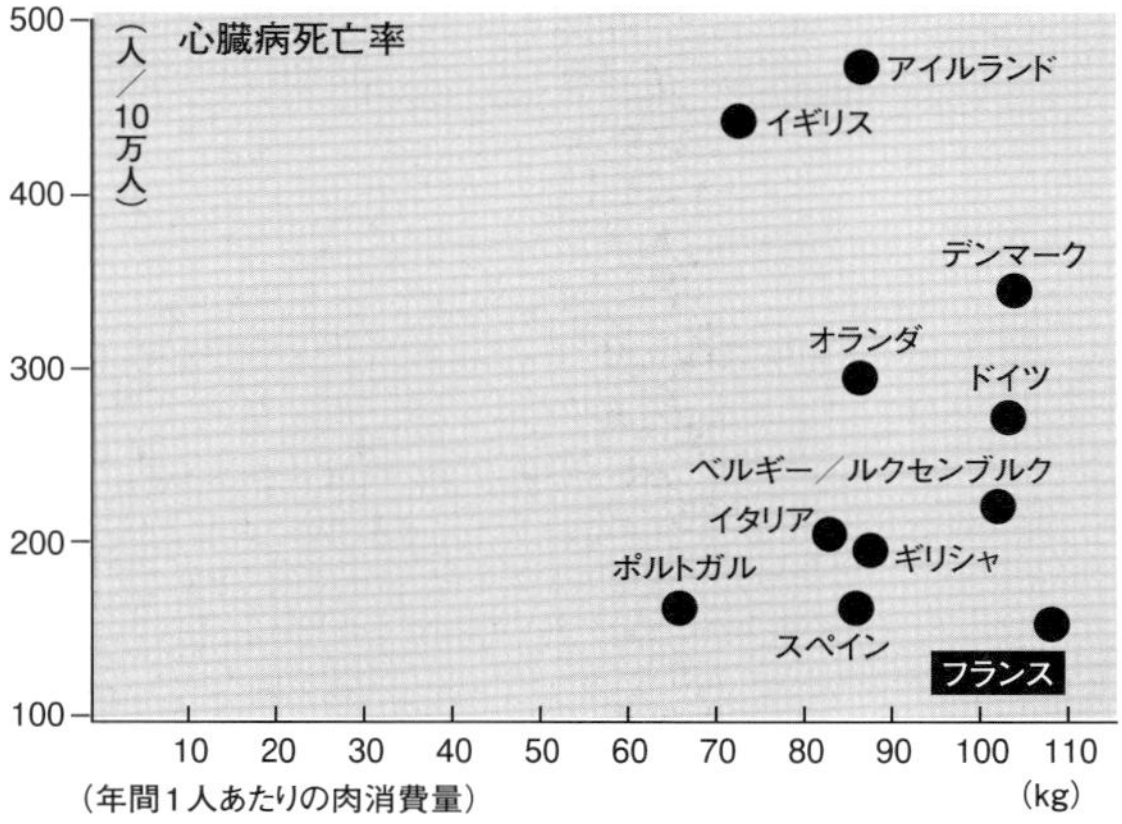

T.LVUlbrichtの報告（Lancet,1991）

緑茶は悪玉コレステロールの吸収を抑えて排泄を促し、善玉コレステロールをふやしてくれます

緑茶に含まれるカテキンという成分がすばらしい効果を発揮します

緑茶には、その渋み成分である4種類のカテキンが含まれていますが、中でも注目したいのは、エピガロカテキンガレートです。この成分には、コレステロールの吸収を妨げたり、排泄を促したりする働きがあります。

ラットを使った実験では、コレステロールや中性脂肪が多いえさを与えても、それにエピガロカテキンガレートを加えると血液中のコレステロールも中性脂肪も減少することがわかっています。そのうえ、ラットの糞を調べてみると、脂質やコレステロールの排泄量が増えていることもわかりました。

これらの結果から、エピガロカテキンガレートには、食物からのコレステロール吸収を減少させると同時に、体外への排出も促進させる働きがあることが推測できます。

しかも、驚いたことに、悪玉のＬＤＬコレ

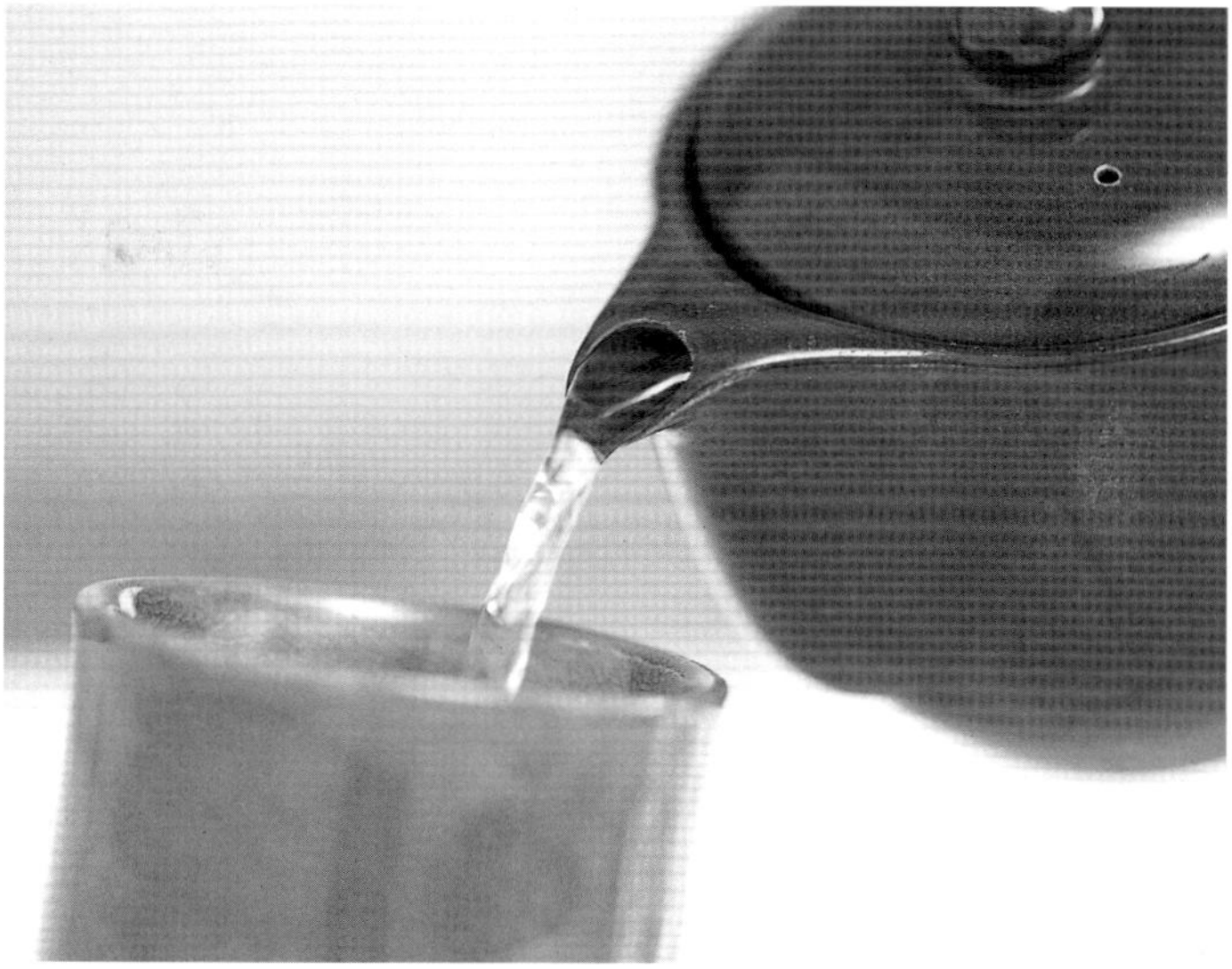

ステロールが減少し、その反対に善玉のHDLコレステロールが増加していたのです。

つまり、エピガロカテキンガレートには、高脂肪食を食べても悪玉コレステロールの吸収を極力抑えて排泄を促し、しかも善玉コレステロールをふやしてくれる作用があると考えられるのです。

悪玉のLDLの酸化も強力に防ぎ動脈硬化を予防します

さらにエピガロカテキンガレートは、強い抗酸化力があります。

動脈硬化の原因のひとつは、悪玉のLDLコレステロールが酸化されることです。緑茶のエピガロカテキンガレートは、ＬＤＬコレステロールの酸化を防いでくれるのです。ただでさえ緑茶には、ビタミンＣやＥ、カロチンといった抗酸化成分が豊富なうえ、それらよりも強い抗酸化力を持つ成分をさらに含んでいるわけです。

ＬＤＬコレステロールを少なくするうえ、その酸化を防ぐのですから、緑茶は、すぐれた動脈硬化予防の飲み物といえるかもしれません。

では、緑茶を１日にどのくらい飲めば、こうした効果を期待できるのでしょうか。さまざまな実験結果から推測すると、１日10～15ｇの緑茶が必要です。ですから、１回に５ｇ程度の茶葉を使い、１回いれたら３杯ずつ、１日３回飲むことをおすすめします。

（林 栄一）

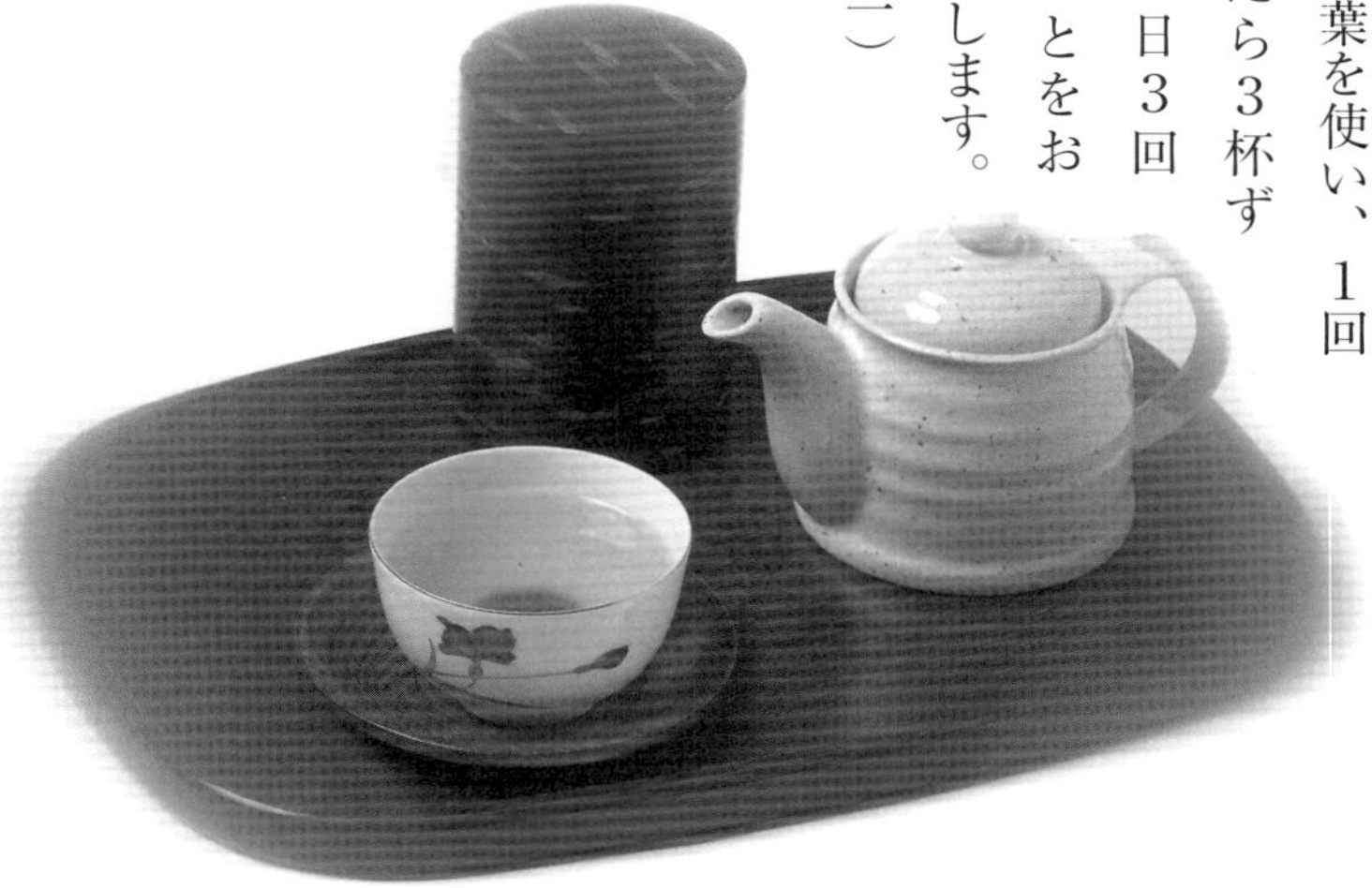

1日に3杯コーヒーを飲むようにすると、LDLの酸化が抑えられます

実はコーヒーには、低比重（悪玉）リポタンパク（＝LDL）の酸化を抑える働きがあり、血栓や動脈硬化の予防に役立ちます。

免疫細胞が酸化LDLをみずからの中にとり込みすぎて泡沫細胞に変化すると、血管壁にこびりつき血栓や動脈硬化のもとになります。ところが、コーヒーを飲むと、このLDLの酸化を大幅に遅らせることができるのです。

私は15人の男子学生（平均年齢22才）に1日3杯のコーヒーを飲んでもらい、血液を調べるという実験でこれを確かめました。

まず、被験者にはほかの飲み物などからの影響を考慮して1週間水だけを飲んでもらい、次に朝、昼、夜の1日3回、カップ1杯のブラックコーヒーを1週間にわたって飲んでもらいました。そして、コーヒーを飲む前と飲んだあとに採取した血液それぞれに、LDLを酸化させる銅を加えました。すると、実験前の血液のLDLはどんどん酸化します

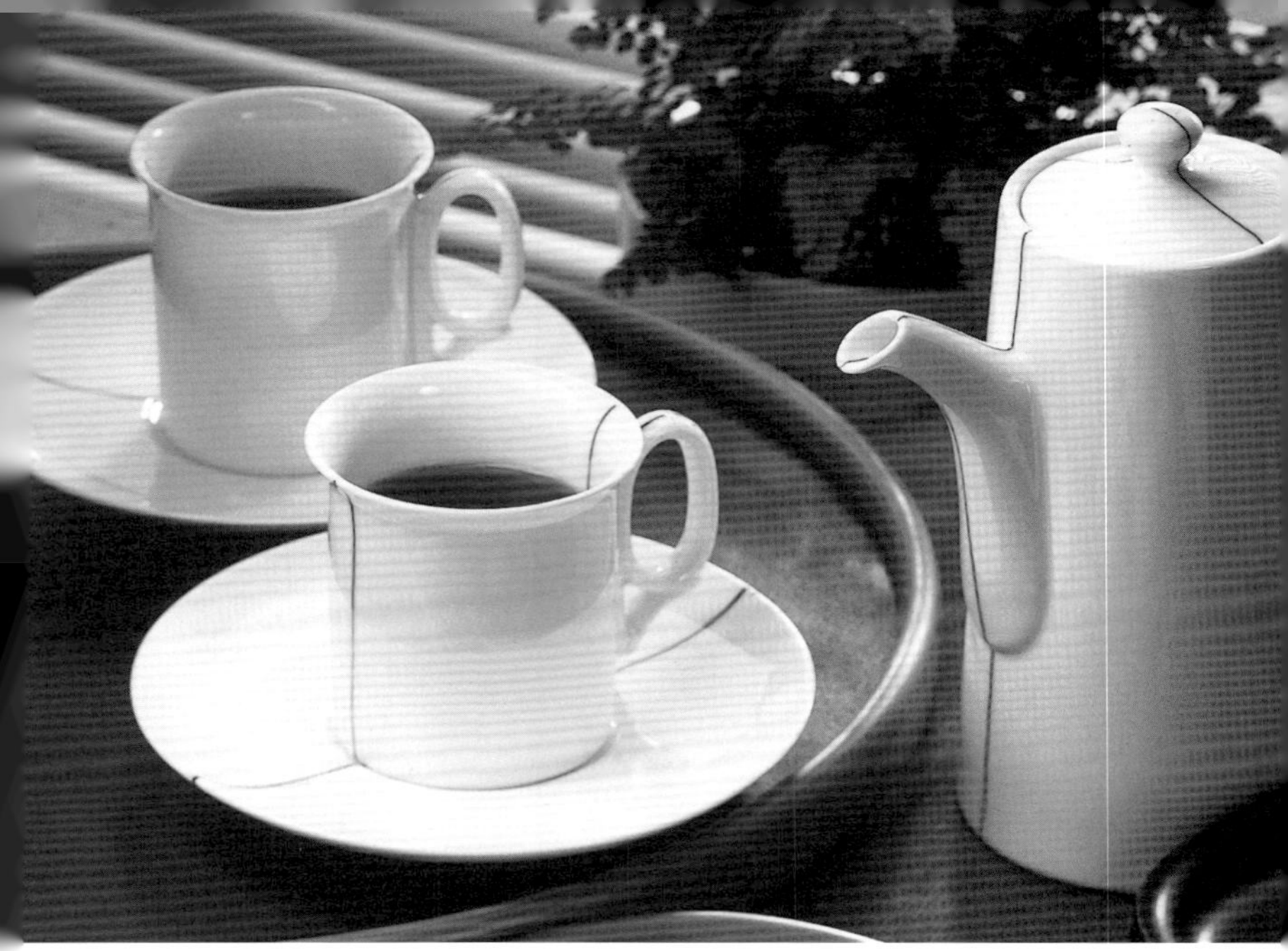

が、コーヒーを飲んだあとの血液のほうは、酸化の速度が抑えられたのです。

コーヒーには強力な抗酸化作用を持つクロロゲン酸やカフェイン酸などの成分が含まれており、これらの抗酸化物質がＬＤＬの酸化防止に有効に働いているようです。

なお、実験後の１週間にも水だけを飲む期間を設けました。すると、数値が実験前と同様の状態まで下がったので、この結果が確実にコーヒーの作用であることが確かめられました。

ちなみに、実験に使用したのはごく普通のアラビカ種のコーヒー豆で、24ｇで3杯分（約600㎖）をいれたものです。インスタント

コーヒーを飲むとLDLが酸化されにくくなる

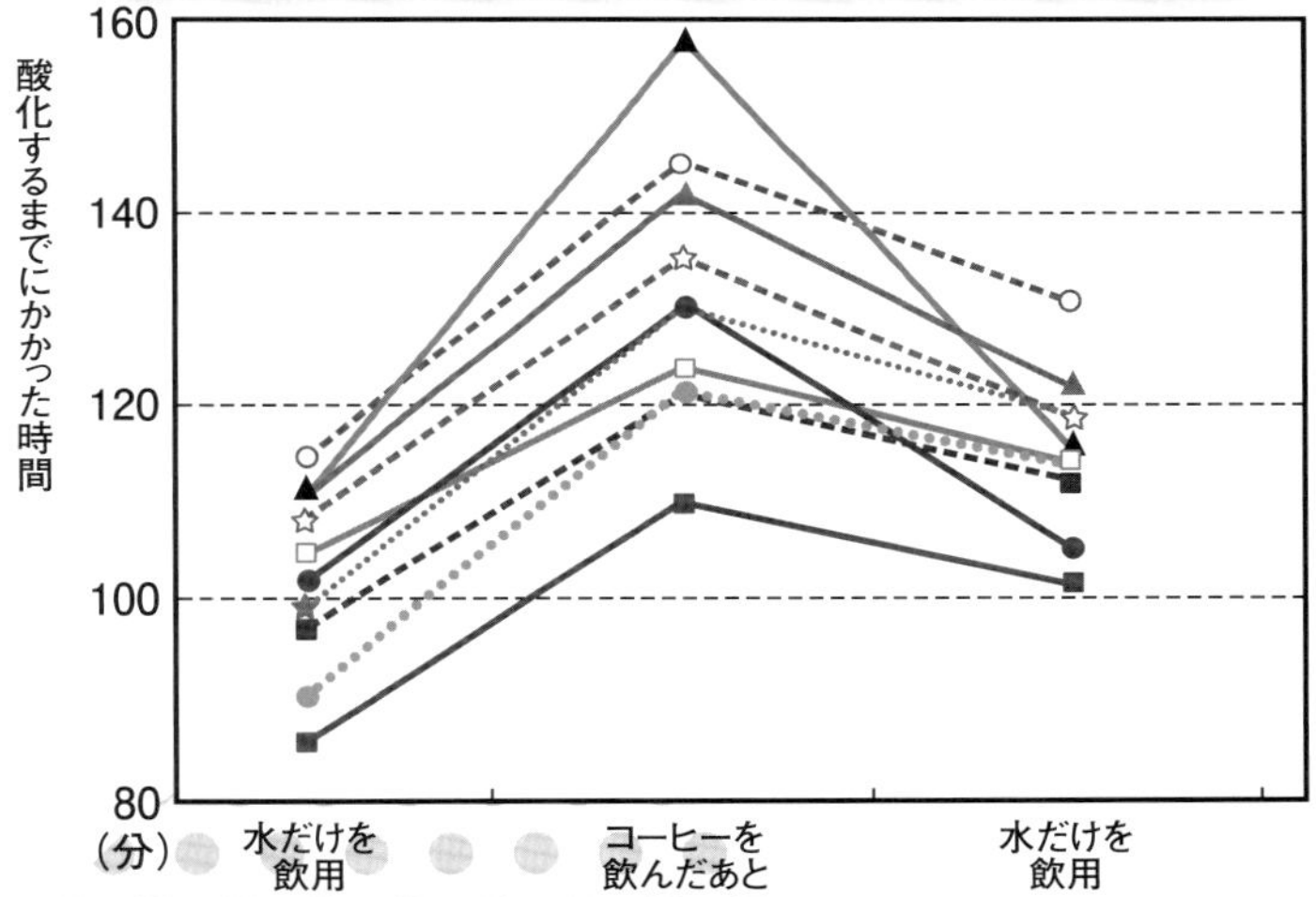

LDLの酸化のスピードを示すグラフ。コーヒーを飲んだあとの血液は、酸化までに長い時間がかかっている。つまり、酸化が抑制されていることがわかる(2002年6月国際シンポジウムで発表)。その後、英文誌にも論文として報告されている

コーヒーでも成分はあまり変わりません。

血栓や動脈硬化が引き起こす病気の予防のために、ぜひ1日3杯のコーヒーを、きょうから実践していただきたいと思います。

(湯川 進)

LDLコレステロールの酸化は、抗酸化作用のある食べ物が防いでくれます

活性酸素によって影響を受けやすい人と受けにくい人がいます。その違いは体質もありますが、食事や運動などふだんの生活習慣も重要なポイントです。

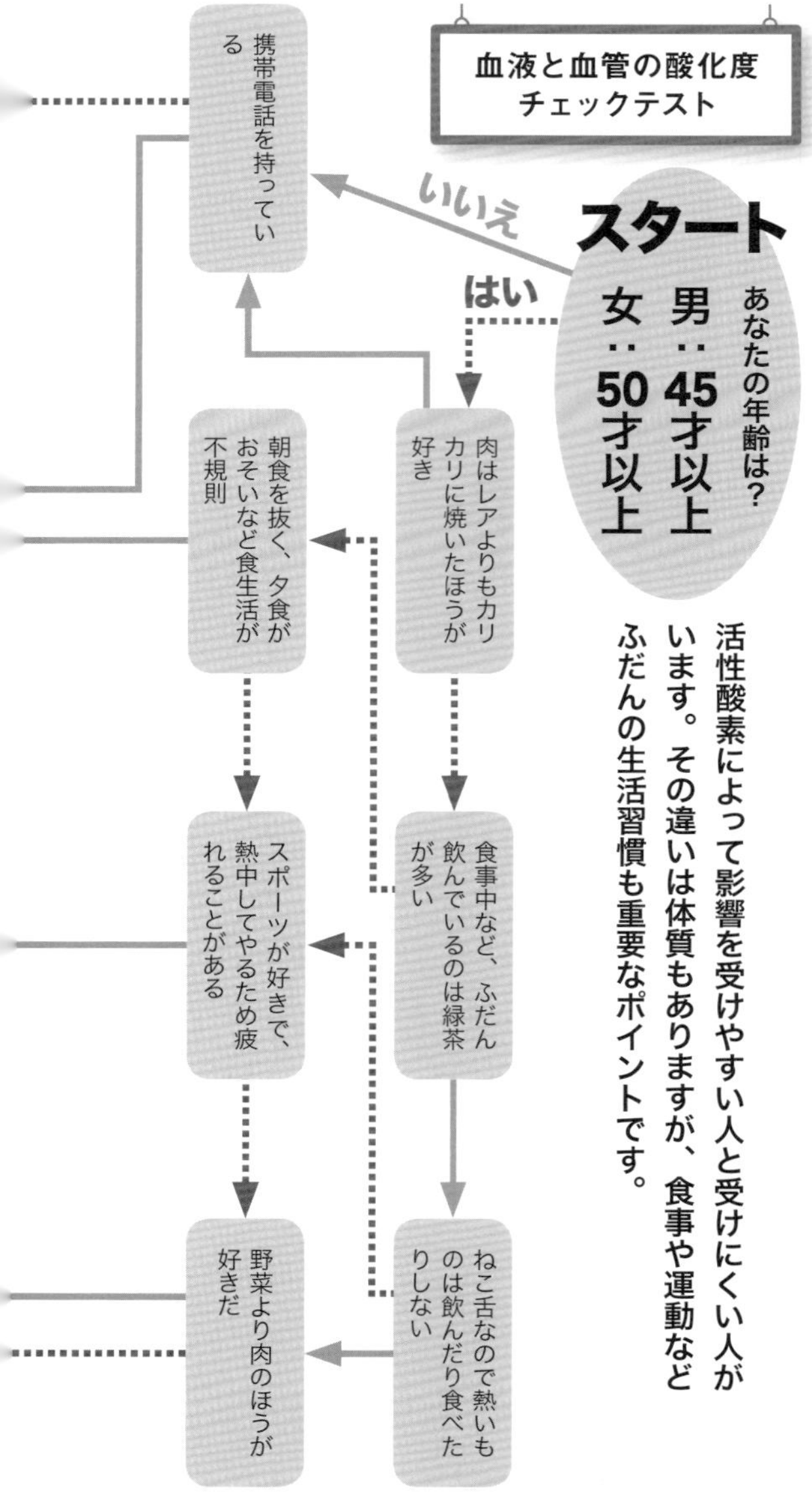
血液と血管の酸化度
チェックテスト
スタート
あなたの年齢は？
男：45才以上
女：50才以上
いいえ
はい
携帯電話を持っている
肉はレアよりもカリカリに焼いたほうが好き
朝食を抜く、夕食がおそいなど食生活が不規則
食事中など、ふだん飲んでいるのは緑茶が多い
スポーツが好きで、熱中してやるため疲れることがある
ねこ舌なので熱いものは飲んだり食べたりしない
野菜より肉のほうが好きだ

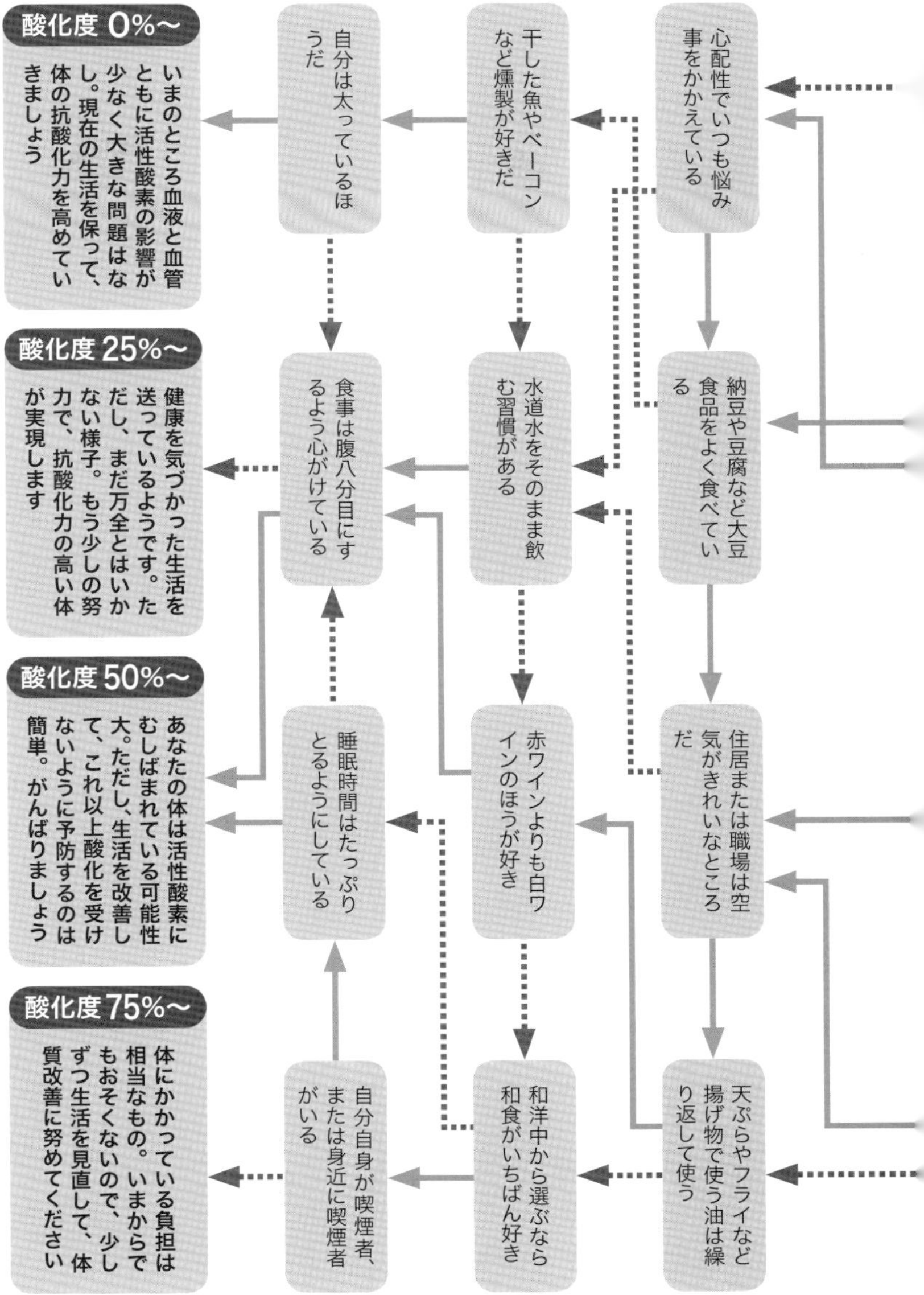
心配性でいつも悩み事をかかえている
納豆や豆腐など大豆食品をよく食べている
住居または職場は空気がきれいなところだ
天ぷらやフライなど揚げ物で使う油は繰り返して使う
干した魚やベーコンなど燻製が好きだ
水道水をそのまま飲む習慣がある
赤ワインよりも白ワインのほうが好き
和洋中から選ぶなら和食がいちばん好き
自分は太っているほうだ
食事は腹八分目にするよう心がけている
睡眠時間はたっぷりとるようにしている
自分自身が喫煙者、または身近に喫煙者がいる
酸化度0%〜
いまのところ血液と血管ともに活性酸素の影響が少なく大きな問題はなし。現在の生活を保って、体の抗酸化力を高めていきましょう
酸化度25%〜
健康を気づかった生活を送っているようです。ただし、まだ万全とはいかない様子。もう少しの努力で、抗酸化力の高い体が実現します
酸化度50%〜
あなたの体は活性酸素にむしばまれている可能性大。ただし、生活を改善して、これ以上酸化を受けないように予防するのは簡単。がんばりましょう
酸化度75%〜
体にかかっている負担は相当なもの。いまからでもおそくないので、少しずつ生活を見直して、体質改善に努めてください

活性酸素による動脈硬化を防ぐには、酸化因子と防御因子のバランスを保つことが必要です。酸化因子とは、具体的にはストレスや大気汚染などのこと。現代人は、こうした酸化因子がきわめて多い環境で生活しています。そこで、体外から防御因子をとり入れるのです。

人間が紫外線に当たると活性酸素が生成され、炎症が起きますが、光合成を行う植物には活性酸素を除去する強力なメカニズムを備えているものがあります。こうした植物を食品としてとると、体内で抗酸化物質として働きます。ビタミンEやビタミンC、カロテン、赤ワインブームのきっかけとなったポリフェノール類などがその代表例です。ただし、抗酸化物質はそれぞれ役割が異なるので、いろいろな野菜や果物を少しずつ食べることが理想です。

そのようにして、働きの異なる抗酸化物質をバランスよくとれるように毎日の食生活に気を配ることが、ＬＤＬコレステロールの酸化や動脈硬化を予防することにつながるのです。

（板倉弘重）

ヨーグルトには腸内のコレステロールを排出しLDLコレステロール値を下げる働きがあります

腸内のLDLコレステロールをふきとってくれる乳酸菌

ヨーグルトにLDLコレステロール値を下げる働きがあるらしいことは、数十年前から研究者の間で話題にされていました。しかし、なぜLDLコレステロール値が下がるのか、そのメカニズムについては、なかなか解明されていなかったのです。

ところが、最近になって、乳酸菌にその秘密があるということがわかってきました。

乳酸菌は牛乳をヨーグルトやチーズに変えるバクテリアです。実は、この乳酸菌の表面にはポリサッカライドとペプチドグリカンというネトネトした物質があるのです。

ヨーグルトには乳酸菌が多量に含まれ、食べると胃から腸へと移動します。腸管内には食べ物のLDLコレステロールがたくさん存在しますが、そこへ乳酸菌がやってくると、表面のネトネト物質でLDLコレステロール

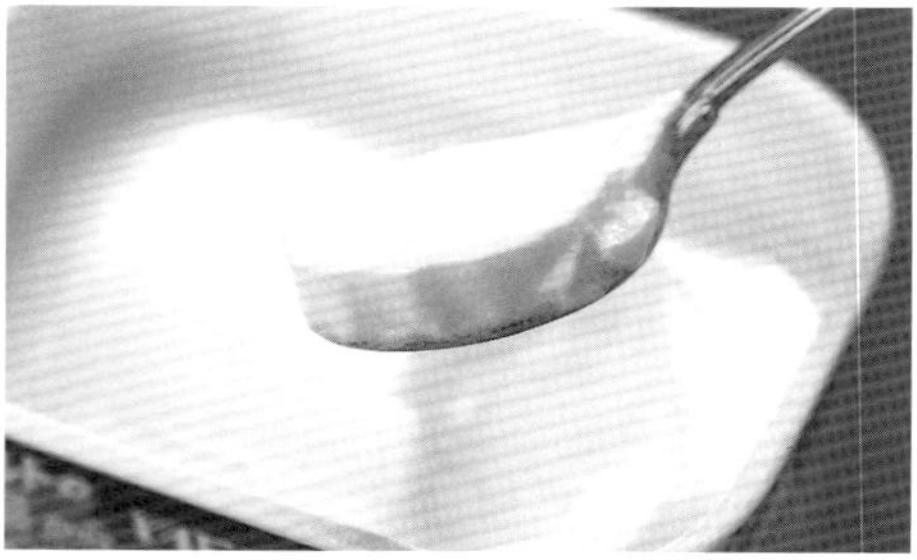

をひっかけてしまうのです。しかも、乳酸菌の細胞壁は、そのわずかなすき間にＬＤＬコレステロールをとり込む力も持っています。そのため、ネトネト物質でひっかけられなかったＬＤＬコレステロールも細胞壁の中に折りたたまれるようにしてとり込まれるのです。

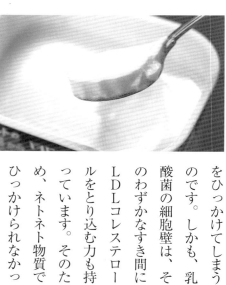

こうしてＬＤＬコレステロールをとり込んだ乳酸菌は、そのまま便として排泄されます。乳酸菌は、いわば腸管内のＬＤＬコレステロールをふきとる使い捨てぞうきんのような役割を果たしているといえるでしょう。

乳酸菌はＬＤＬコレステロールをくみ出すポンプ役

さらに、乳酸菌には、消化液のひとつで十二指腸で分泌される胆汁酸を分解する働きもあります。この胆汁酸の原料となるのが、ほかでもないコレステロールです。

胆汁酸が分解されると、体はその分を補おうとして次々と胆汁酸を製造します。その結果、血中ＬＤＬコレステロール値も下がるという循環が起きるのです。つまり、乳酸菌は血液中からLDLコレステロールをくみ出すポンプとしての役割を担っているといえます。ラットにコレステロール値の高いえさと乳酸菌をいっしょに与えると、乳酸菌を与えなかった場合とくらべて血中LDLコレステロールの上昇率が最大で約20％抑えられるという実験結果が出ています。人間でもほぼ同様の結果が証明されつつあり、乳酸菌のLDLコレステロール排出効果はまず疑いないといえそうです。

ヨーグルトは発酵食品だけに、正しい衛生管理が欠かせません。ですから、自家製よりも、しっかりした製造工程をへた製品を選びたいものです。容器に成分分析表が示されているかどうかも、選ぶときのひとつの目安となるでしょう。

（細野明義）

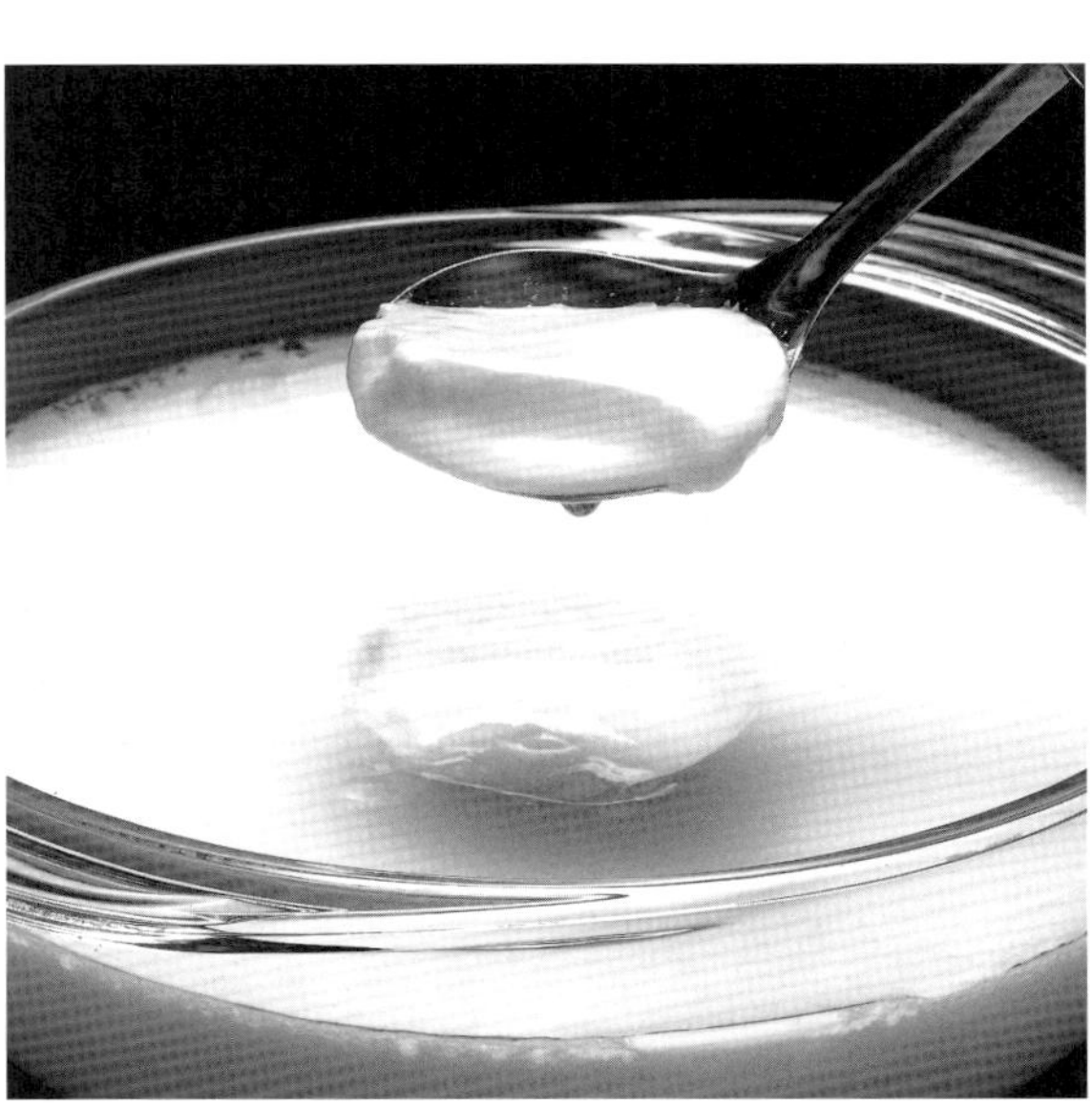

玉ねぎを褐色になるまで炒めるとコレステロール低下作用が高まります

炒めると、コレステロール値を下げる甘み成分の吸収がアップします

玉ねぎは炒めると辛みが消えて甘くなり、食べやすくなります。これは、辛み成分がメルカプタンというまみ成分に変化したためです。このメルカプタンには、胃の粘膜を保護し、胃の血流をふやす働きがあるため、胃炎や胃カイヨウを改善する効果があります。

玉ねぎの甘み成分としては、フラクトオリゴ糖があります。これは、野菜の中では玉ねぎや菊いもなどに含まれる特有の成分で、コレステロール値を下げたり、血糖値を安定させる働きがあります。

そのうえ、フラクトオリゴ糖は腸の中にすんでいる善玉の乳酸菌のえさとなってその働きを活性化し、腸の調子をととのえてくれます。

このフラクトオリゴ糖には、加熱するとより小さい分子に分解されて体内に吸収されやすくなるというメリットがあります。炒める

という調理加熱によって、生で食べるよりもたくさんのフラクトオリゴ糖を吸収することができるのです。

褐色に炒めた玉ねぎが動脈硬化やガンを抑制

玉ねぎを炒めて食べる利点はさらにあります。

スライスした玉ねぎをしばらく炒めていると、白色からあめ色に、さらには褐色へと変化します。これはアミノ酸と糖質が結合して、メラノイジンという物質ができてきたためです。

このメラノイジンには、活性酸素の働きを抑える、抗酸化作用があります。活性酸素は、体内の細胞や血中のコレステロールなどをサビつかせて、ガンや動脈硬化、老化などを招く要因となるのですが、メラノイジンがこれを防いでくれるわけです。

炒め玉ねぎの作り方は簡単です。スライスした玉ねぎを、油を熱したフライパンに入れ、絶えずまぜながら、弱火でじっくりと褐色になるまで炒めるだけです。そのまま食べたり、料理に使ったりと利用法は自由です。

ポイントは、玉ねぎをスライスしたあと、15分以上そのまま放置しておくこと。放置している間に、玉ねぎの催涙性物質がしっかり有効成分に変化するので、そのあと炒めるようにしましょう。

（田島 眞）

アーモンドに含まれる脂質成分がコレステロールを下げ、血管をしなやかに蘇らせます

アメリカで実証されたアーモンドのコレステロール低下作用

ナッツは体によい食べ物ですが、中でも高コレステロールの改善に最もおすすめしたいのがアーモンドです。理由は次の3つの条件を備えているからです。

❶高い抗酸化作用を持つビタミンEの含有量が食品中ナンバーワンであること

❷悪玉コレステロールを減らすオレイン酸という一価不飽和脂肪酸が含まれていること

❸脂質の吸収を抑える食物繊維や、カルシウム、鉄分、カリウム、マグネシウムなどのミネラルが豊富であること

実際に、米国での臨床実験（人間を対象とした医学的な実験）でも、アーモ

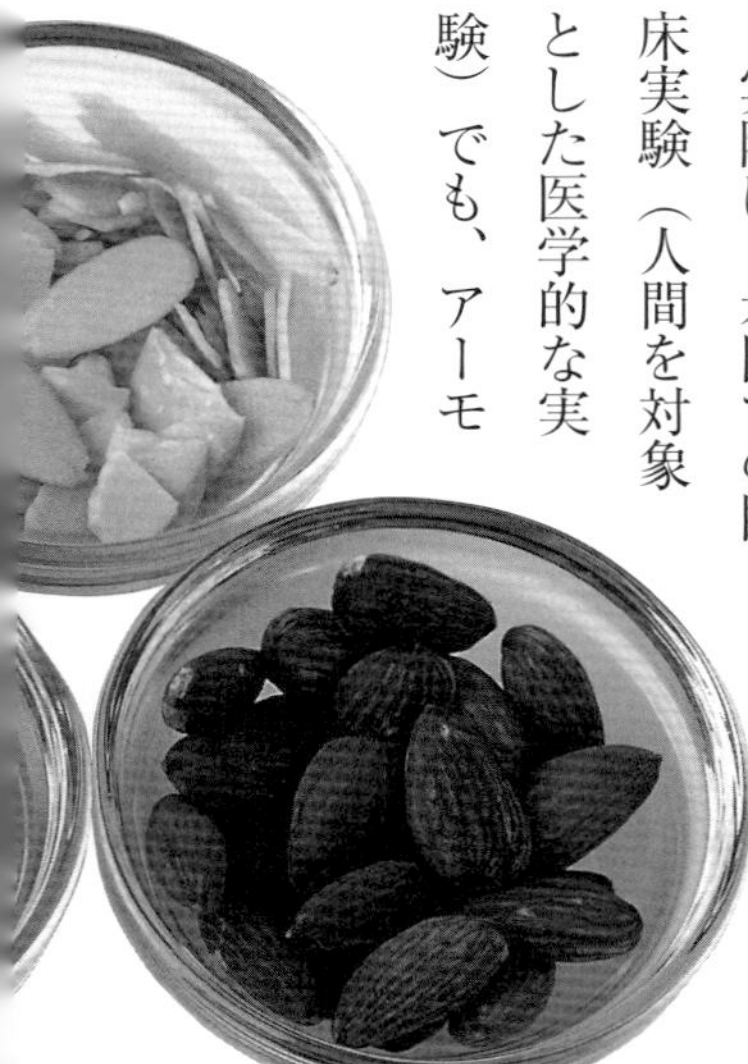

ンドの効果が立証されています。
最も大規模な実験は、総勢140人以上を対象に7種類も行われました。それらの結果を分析し、統合した報告によると、「脂質異常症の人がアーモンドを1日に37g摂取すると、悪玉コレステロールが最低でも3％は減少する」ということです。

アーモンドには余分な脂肪を排出させ肥満を改善する効果もあります

アーモンドというと脂質が多そう、カロリーが高そう、というイメージをいだく人も多いでしょう。しかし、これらの実験の対象となった人々に体重の増加はありませんでした。

それどころか、アーモンドのカロリーはそのすべてが体に吸収されるわけではなく、常食することで、体重を減少させる効果があるとみられているのです。

これは、アーモンドの食物繊維が便通をよくすること、オレイン酸が余分な脂質を排出することによると考えられます。私が食事指

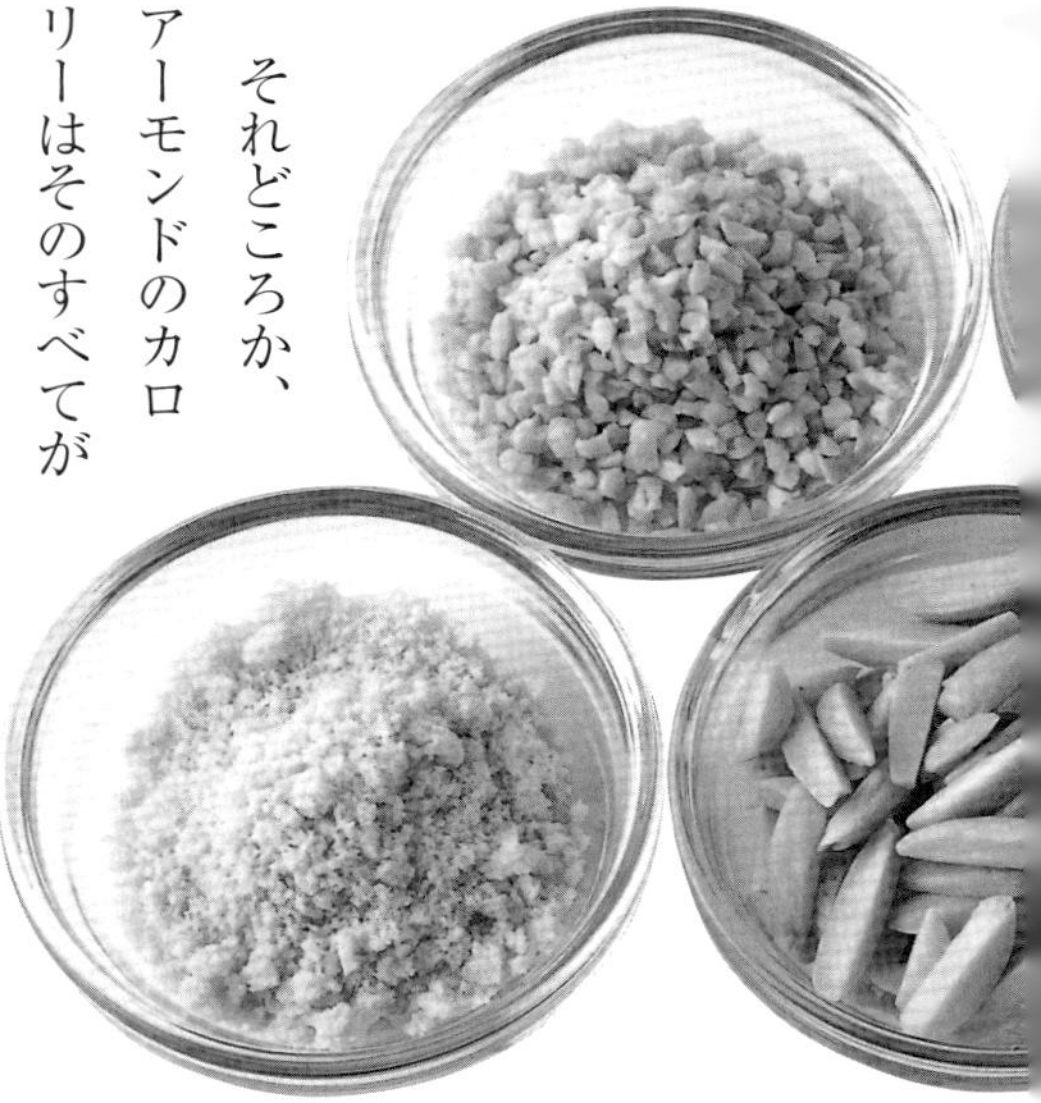

導を行った方の中にも、アーモンドをじょうずに食事にとり入れて、20kgの減量に成功された例がありました。

アーモンドには、コレステロールを低下させて心臓病や脳卒中を予防する、余分な脂肪を排出させて肥満を改善するなどの効果だけでなく、❶オレイン酸が胃液の分泌をコントロールして結腸ガンを予防する、❷天然のビタミンEなどの抗酸化物質が肺ガンを予防する、❸脳の記憶をつかさどる亜鉛などのミネラルが認知症を予防するなど、ほかにも数々の作用があるとみられ、現在詳細な研究がつづけられています。

このようにすばらしい食効を持つアーモンドを、おやつやおつまみとして食べるだけでなく、料理などにも利用していただきたいものです。ちなみに高コレステロールなど脂質異常症の改善には、1日に20粒（24～30g）ほど食べるといいでしょう。（宗光博文）

さまざまな栄養成分と食効を持つアーモンド

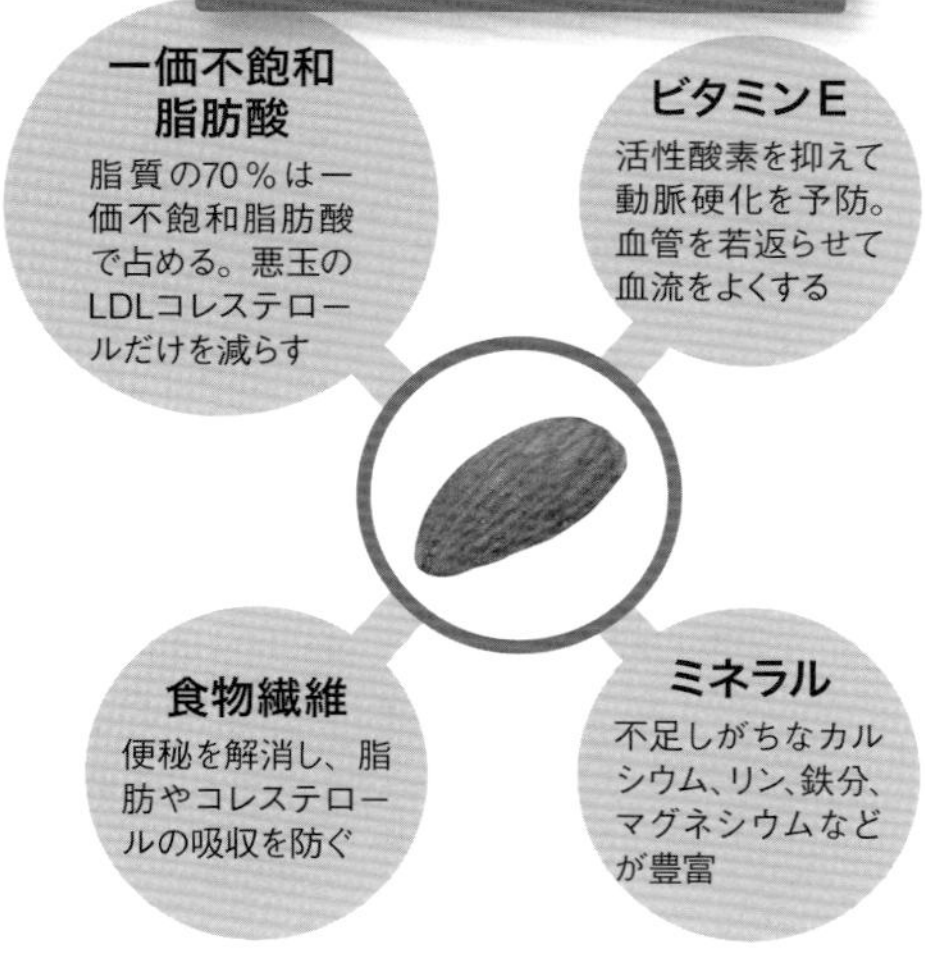
一価不飽和脂肪酸
脂質の70％は一価不飽和脂肪酸で占める。悪玉のLDLコレステロールだけを減らす
ビタミンE
活性酸素を抑えて動脈硬化を予防。血管を若返らせて血流をよくする
食物繊維
便秘を解消し、脂肪やコレステロールの吸収を防ぐ
ミネラル
不足しがちなカルシウム、リン、鉄分、マグネシウムなどが豊富

第4章

コレステロールを生活習慣の見直しで下げる

生活はなかなか変えられないと
思われるかもしれませんが、
たいせつな自分の心血管のために、
少しだけ習慣を変えてみては。

悪玉コレステロールや動脈硬化を抑えるにはストレスを解消するように努めます

悪玉コレステロールをふやし動脈硬化を促進するストレス

狭心症や心筋梗塞などのように、心臓の筋肉に血液が行かなくなって起こる病気のことを、虚血性心疾患と呼びます。この虚血性心疾患を引き起こす危険因子には、高コレステロールなどの脂質異常症、高血圧、喫煙、糖尿病、肥満などがありますが、それらと並んであげられるあなどれない危険因子がストレスです。

ストレスを受けると虚血性心疾患を起こしやすくなるのは、ストレスが体に次のような影響を及ぼすからです。

体がなんらかのストレスを受けると、脳の交感神経が刺激されると同時に、下垂体も刺激を受けてＡＣＴＨ（副腎皮質刺激ホルモン）を分泌します。すると、このＡＣＴＨは腎臓の上にある副腎という臓器に働きかけて、カテコールアミンというホルモンを分泌させます。

動脈硬化や心筋梗塞を起こしやすいA型人間チェック表

以下にあげた項目に、あてはまる数が多いほど
A型人間の傾向が強くなります。

- □ いつも時間が気になり、時間には正確
- □ 何事にも几帳面
- □ 向上心が強い
- □ 責任感が強い
- □ 完璧主義である
- □ 仕事にすぐ熱中する
- □ 休日でも仕事のことが気がかり
- □ 競争心が強い
- □ 攻撃的である
- □ 何にでも挑戦する
- □ 人と自分をくらべることが多い
- □ 人に負けることがきらい
- □ 他人に対して小さなことでもイライラする
- □ 目標を立てると、わき目もふらず一直線
- □ 全力投球していないとあせったような気分になる
- □ 仕事仲間以外とはあまりつきあわない
- □ これといった趣味がない

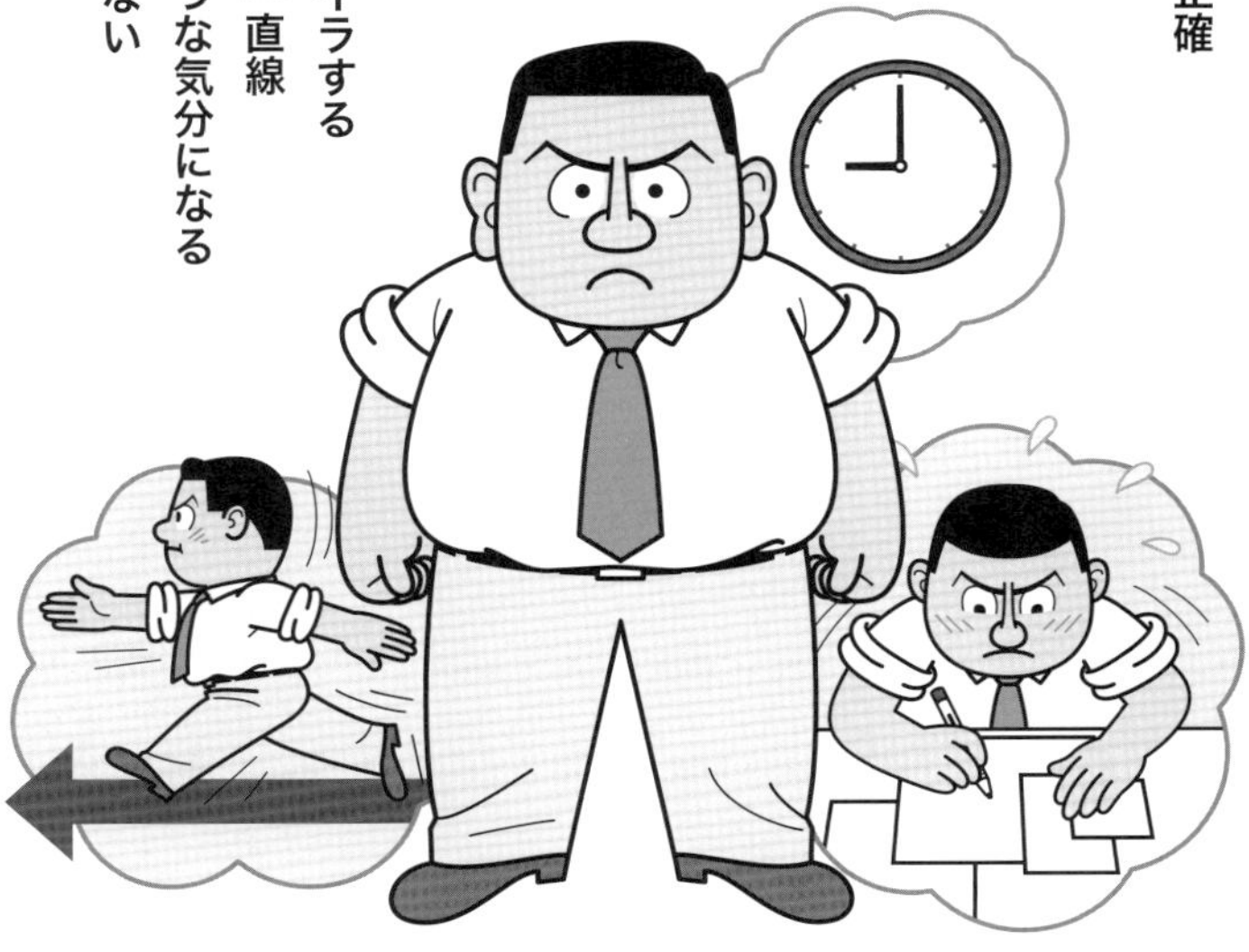

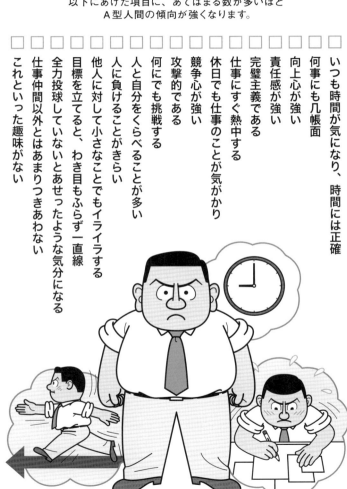

このカテコールアミンには心拍（心臓の拍動）を増加させると同時に、血管を収縮させて血圧を上昇させる作用があります。つまりストレスは心臓の発作を引き起こす条件を二つも三つも用意してしまうのです。

ストレスはまた、脂質代謝の異常を引き起こし、悪玉のＬＤＬコレステロールを増加させます。加えて、ストレスが蓄積されると、自律神経が乱れて食欲をコントロールできなくなり、肥満を招くことがあります。この肥満もまた、ＬＤＬコレステロールをふやす一因になります。

さらに、ストレスは血栓をつくりやすくするともいわれています。

ストレスの影響を受けやすいA型の人は心臓病や動脈硬化を起こしやすくなります

このように、心臓発作や動脈硬化と深い関係があるストレスですが、人によってそれに対する反応はさまざまです。アメリカの精神科医の、虚血性心疾患の患者を対象にした、性格や行動パターンと病気の関連性の研究によると、ストレスにどう反応するかで、人間はA型とB型の2つのタイプに分かれます。ストレスをうまく解消できるB型と、ストレスをすべてかかえ込んでしまうA型です（149ページのチェック表参照）。

いわば、おっとりしていてマイペース、リ

ラックスしていて楽天的なB型の人にくらべ、A型の人のほうが心筋梗塞や狭心症を起こしやすく、また重症化しやすいことがわかっています。

また、心臓の筋肉に血液を送っている冠状動脈の硬化の進みぐあいは、B型の人にくらべるとA型の人のほうが進んでいるという調査もあります。

さて、あなたはA型とB型のどちらでしょう。149ページの表でチェックして、もしA型なら、こうした危険をよく自覚しておくことです。そして、自分に合ったストレス解消法を見つけて実行するようにしましょう。行動パターンや性格をすぐに変えるのはむずかしいかもしれませんが、それを意識的に改めることによって、心筋梗塞が減ったという報告もあるのです。（村上 透）

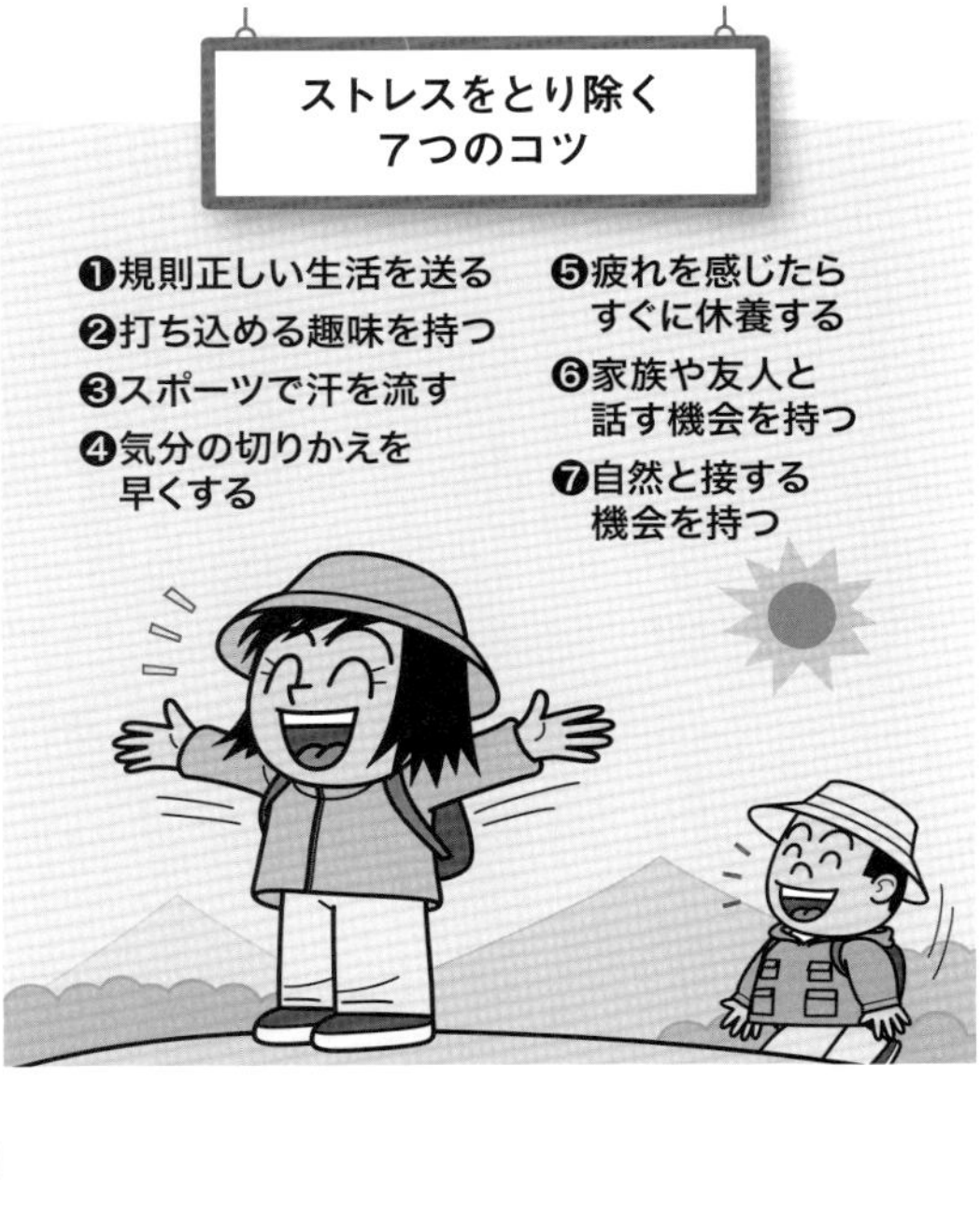
ストレスをとり除く
7つのコツ
❶規則正しい生活を送る
❷打ち込める趣味を持つ
❸スポーツで汗を流す
❹気分の切りかえを早くする
❺疲れを感じたらすぐに休養する
❻家族や友人と話す機会を持つ
❼自然と接する機会を持つ

規則正しい睡眠は食事や運動と同じくらいたいせつ。三位一体改革でメタボは解消します

睡眠不足は過食の原因にもなる

現代人の生活はひと昔前と比べると格段に便利になっています。しかし、それと同時に健康面でさまざまな悪影響を及ぼしているのも事実です。食生活は不規則になり、日本人の平均睡眠時間はここ50年足らずで約1時間も少なくなっています。

睡眠には、人間が活動的に過ごすためのエネルギーをためる役割があります。ぐっすり眠ることができなかったり、十分な睡眠をとれないでいると、免疫力は弱まり老化も早くなります。高血圧や糖尿病、がん、心臓病を引き起こすリスクも高くなります。

また、睡眠不足は過食の原因でもあります。食欲を制御するレプチンというホルモンを減らします。そしてその反対に食欲を増進するグレリンというホルモンをふやしてしまうのです。

睡眠 食事 運動
三位一体改革の4つのポイント

1 太陽が昇ったら活動し、夜になったら眠るというリズムを規則正しく保つ

2 日中や寝床に入る前の過ごし方を見直す

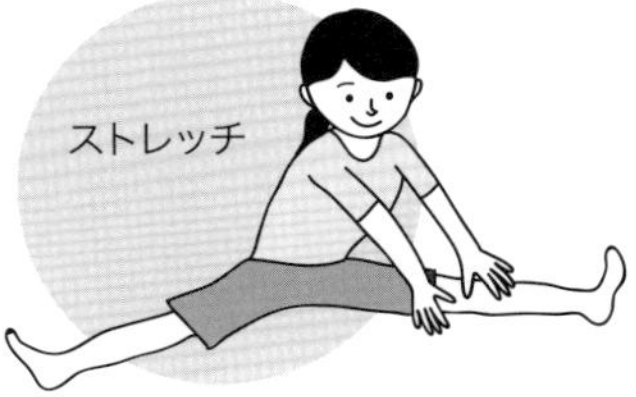

3 睡眠の環境を整える

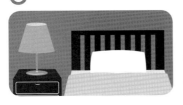

4 寝床に入る前にリラックスして脳に睡眠の準備をさせる

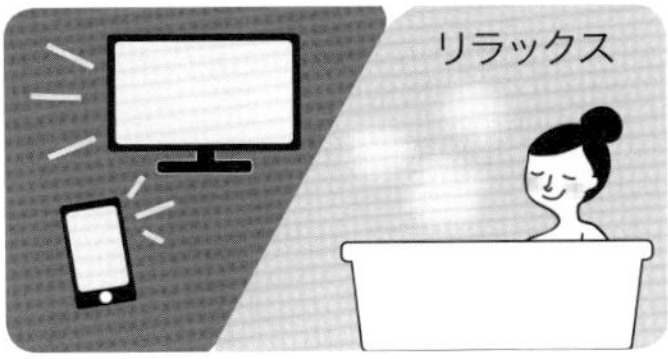

これは簡単にいうと「おなかがいっぱい」と感じにくくなり、「おなかがすいた」と感じやすくなるということです。そのため、食事でとるカロリーは多くなり、体重がふえてしまいます。

寝不足でエネルギー消費がダウン

睡眠不足による影響はこれだけではありません。寝不足で朝食が食べられない人は、夕食でとるカロリーが多くなります。昼間に眠気を感じる人は、やる気とともに活動量も下がり、エネルギーの消費も悪くなります。

　睡眠は時間だけでなく質も重要です。医学的にも、「よく眠れた」という感覚である「熟眠感」がない人は生活習慣病になりやすいという報告もあります。

　このように、睡眠とメタボは大きく関係していることがわかります。つまり、食習慣や運動習慣の改善だけではなく、睡眠の改善も合わせた「三位一体改革」が、メタボ解消には非常に重要なのです。

　それでは、質のいい睡眠をとるためにはどうすればいいか説明しましょう。

　その方法はとても簡単です。次ページにあげた習慣のなかから、自分にできそうなものを「3つ」選んで、週に「3日」を目安に行うだけです。

　自分の選んだ「3つ」の習慣をつづければ、快眠へのメカニズムが働き、メタボ解消に大きな効果を発揮するでしょう。

（田中秀樹）

3つの習慣を選んで快眠からメタボ解消へ！

自分にできそうな習慣を3つ選んで、週3日を目安に行いましょう

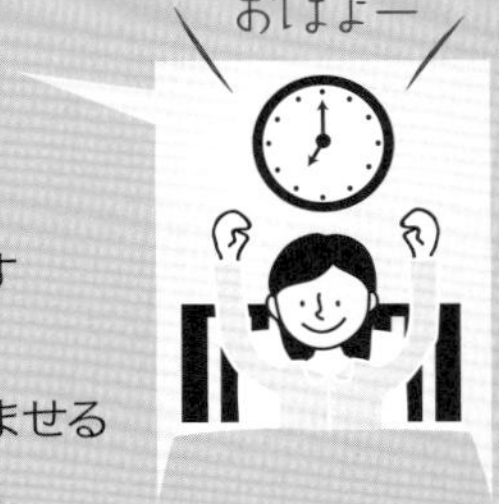

- □ 毎朝、決まった時刻に起きる
- □ 朝起きたら太陽の光を浴びる
- □ 毎日、規則正しく朝食をとる
- □ 日中はなるべく活動的に過ごす
- □ 15～20分の仮眠をとる
- □ 夕食は寝る2時間前までにすませる
- □ 夕食後はカフェインをとらない
- □ 寝る2時間前からは明るいところへ外出しない
- □ 夕食後に夜食をとらない
- □ ぬるめの風呂にゆっくり浸かる
- □ 寝るときは携帯電話を枕元から離す
- □ 寝る1時間前からは禁煙する
- □ 寝る1時間前には部屋の明かりを少し落とす
- □ 寝るための飲酒はやめる
- □ 寝床で読書やテレビ観賞、仕事をしない
- □ 毎晩、決まった時刻に寝る
- □ 午前0時までには寝る
- □ 寝床で悩みごとをしない
- □ 眠くなってから寝床に入る
- □ 休日も、起きる時間が平日と2時間以上ずれないようにする
- □ 毎日の睡眠時間を同等にする

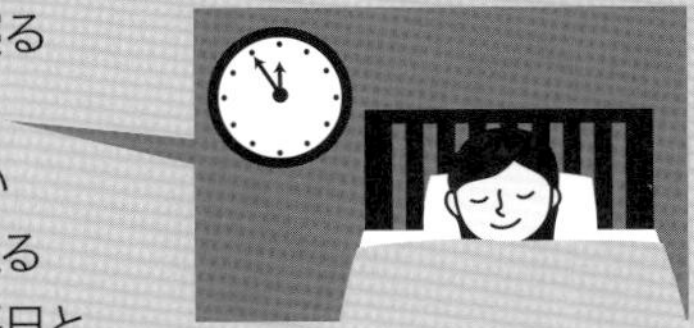

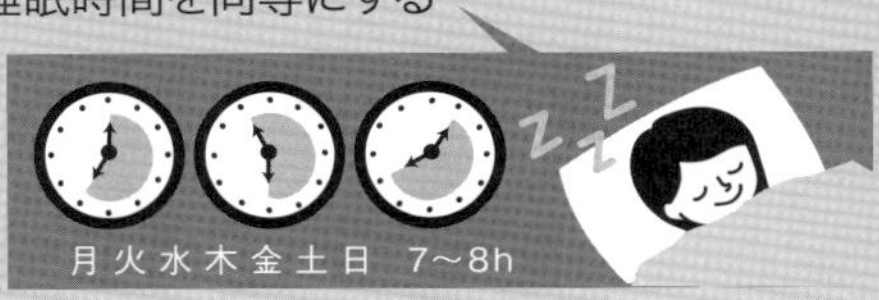

コレステロールがつくられる深夜2時～3時に睡眠時間の谷がくれば、数値はおのずと安定します

深夜、コレステロールが血管を修繕する

1日のなかには、だれにでも体調や気分の変化などの「波」があります。このような波は、科学的な規則性にもとづいて決定されており、その変動を「生体リズム」と呼びます。生体リズムをつかんでタイミングよく動くことは、健康増進のためにとても役に立ちます。

では、コレステロールの値を安定させるために、望ましいタイミングというのはあるのでしょうか。

1日のうちで、コレステロールの値が最も変動するのは深夜2時～3時ごろ。この時間帯に、睡眠時間の中間点をもってくることが最も望ましいタイミングです。

人間の体は眠っている間も全部休んでいるわけではありません。睡眠中は昼間の活動で消耗した組織や細胞が修繕されたり、新しくつくられたりしています。そのためには、脳

から分泌される成長ホルモンや、コレステロールが必要になるため、コレステロールの値は夜中に活発に変動するのです。

コレステロールは、血管を修繕するための補修材料であり、動脈硬化の予防にもひと役買っています。深夜2時~3時の間には、昼間の機能が最低になるかわりに、昼間は休んでいるホルモンや自律神経の働きがピークになります。

睡眠時間はその人の遺伝的な体質や、ライフスタイルなどに左右されるので、一概に「健康のためには何時間眠ることが望ましい」とはいえません。1日に平均してどのくらいの睡眠時間が必要となるかは、その人が目覚めたときの爽快感でしかわからないことです。眠った時間と起きた時間、その日の目覚めの爽快感などをメモするなどして、自分にとって望ましい「生体リズム」をじょうずにつかんでください。

（田村康二）

「朝食抜きの夕食どか食い」をやめれば、コレステロールは上がりません

まとめ食いは肥満を招く

人間の長い歴史のなかで、朝・昼・夕の三食主義が生体のリズムに最も適合した食事のあり方とされてきました。ところが、最近は、朝食を抜き（欠食）、夕食にまとめ食いをする傾向がふえてきています。

通勤距離が長くなって、朝食をゆっくり食べている時間がない、夜が遅いために朝はまったく食欲がわかない、あるいは、目下減量中だから朝食を抜いている、といった理由からでしょう。

しかし、一般的にいえば、朝食を抜き、夕食でまとめ食いするのはあまりよい習慣とはいえません。なぜなら、まとめ食いをすると、摂取するエネルギー（いわゆるカロリーのこと）と消費するエネルギーの帳じりが合わなくなり、余った分が皮下脂肪などとして体内に蓄積され、肥満を招くことになるからです。

肥満が高血圧や動脈硬化など生活習慣病の大きな原因になることはいうまでもありません。これまでのいろいろな調査でも、まとめ食いは、分食した場合よりも血中のコレステロールや中性脂肪のふえ方が多くなることが報告されています。それでは、欠食やまとめ食いを避けるにはどのようにすればよいのでしょうか。ひと口にいうと、朝、自然に食欲がわいてくるように、生活を改善することです。たとえば、毎日の帰宅も仕事で遅くなるのならともかく、マージャンやハシゴ酒で遅くなるのはもってのほか。

自分の生活ペースをとり戻し、朝食をきちんととるようになってくると、自然に夕食のまとめ食いも減ってきます。

どうしても朝食がとれない人は、夕食より、午後からの活動が控えている昼食を充実させるのもひとつの改善法でしょう。（髙階經和）

アルコールの飲みすぎは中性脂肪値を高めます

適量のアルコールは善玉のHDLをふやします

適量の飲酒は、血液の循環をよくしたり、緊張をほぐしてストレスを解消したりするのに役立ちます。善玉のHDLコレステロールをふやす働きがあることも知られています。

また、「適量のお酒を飲む人は、まったく飲まない人より狭心症や心筋梗塞を起こしにくい」ことも、さまざまな統計結果によって明らかになっており、HDLコレステロールの増加と関係があるのではないかと考えられています。

飲みすぎると中性脂肪値を高めます

一方、アルコールをとりすぎると、中性脂肪値を高めます。

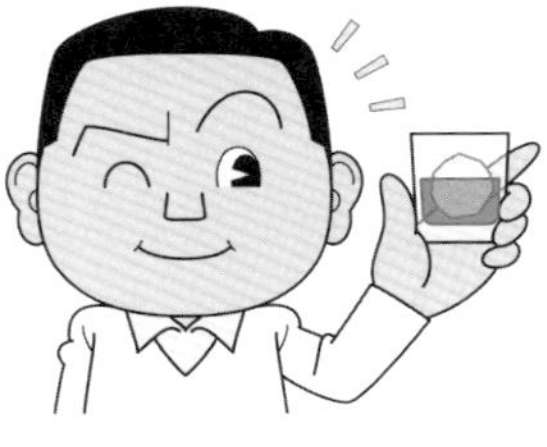

アルコールは肝臓で分解されますが、アル

コールをとりすぎると、肝臓では脂肪酸が盛んに中性脂肪の合成に回るようになり、VLDLとして血液中に放出されて血液中の中性脂肪をふやすのです。

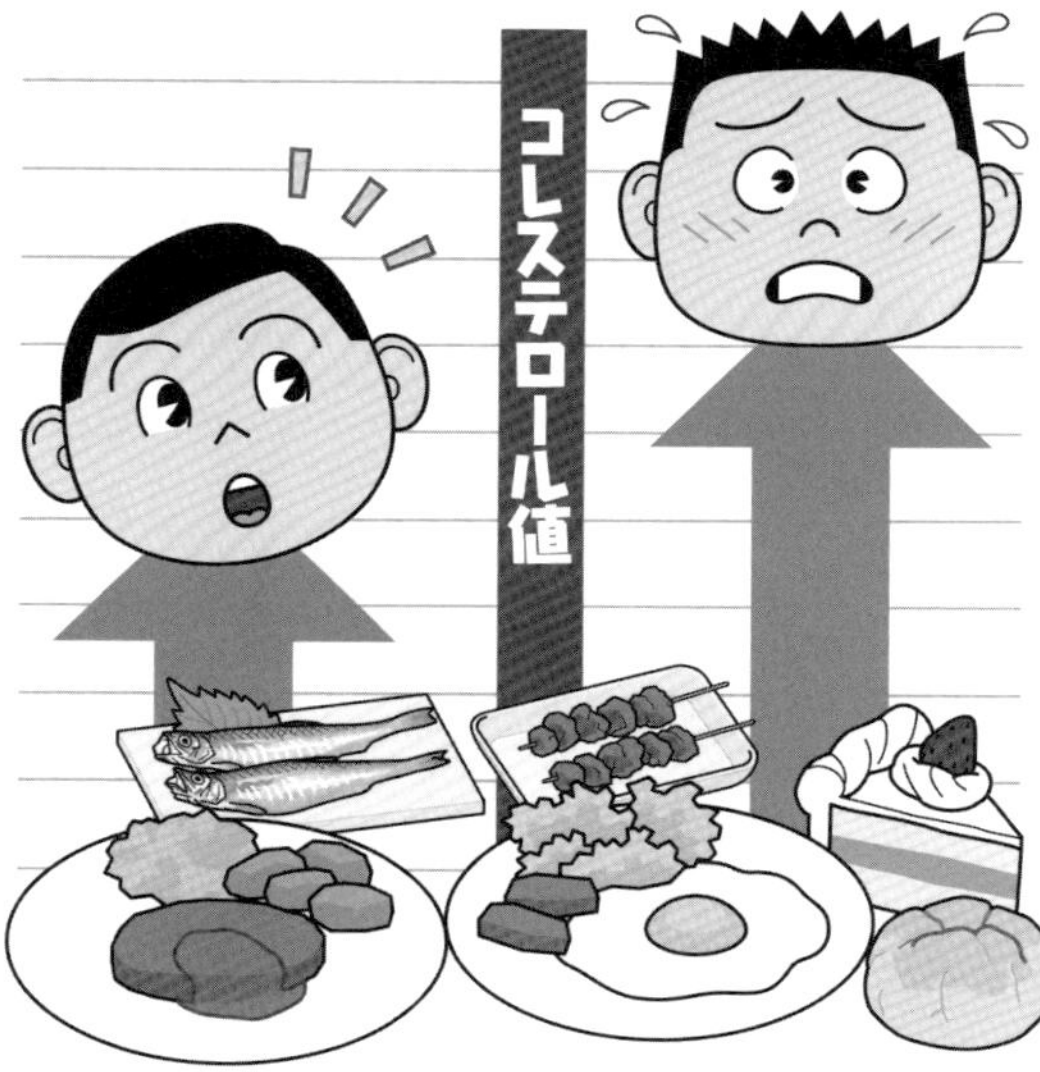

さらにアルコールを飲みつづけると、肝臓に障害が起こり、善玉のHDLの増加はみられなくなります。むしろ低下することもあります。

また、アルコールの食欲増進作用が裏目に出て、酒の肴やつまみなどの食べすぎがエネルギーのとりすぎにつながり肥満を招いて、高LDLコレステロール血症を助長することも考えられます。（石川俊次）

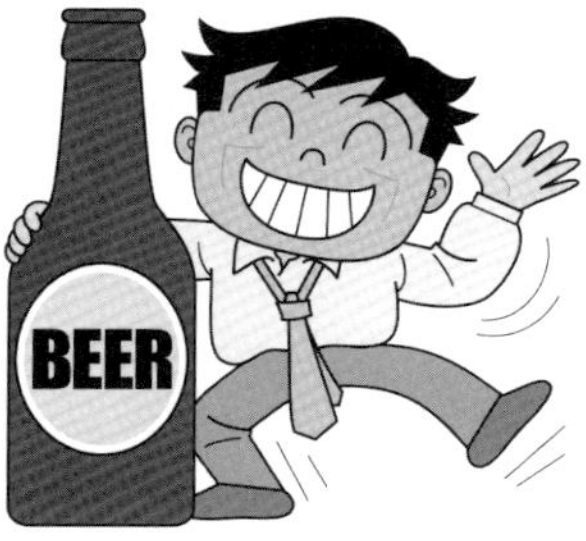

宴会、パーティがつづくときは、「野菜は2倍」「時間を決める」「量を決める」がポイント

酒はコレステロール上昇の犯人ではなかった

忘年会、新年会、歓送迎会など、おおぜいでお酒を飲みながらごちそうを食べる機会は、楽しい半面、肥満やコレステロール値が気になる人には、つらい機会でもあります。

こんなときは、お酒の場をほどほどに楽しみながら、同時にコレステロール値が上がりすぎないように工夫することが大事です。

生活習慣病では多くの場合にお酒は悪者ですが、コレステロールに関してはアルコールは悪さをしません。アルコールの摂取量がふえるとコレステロールがふえる、といった直接的な相関関係がないのです。

酔いと食べすぎに要注意！

しかし、お酒を飲めば、酔っぱらってしまいます。

酔っぱらってしまうと、判断力が著しく低下します。何を食べているのか、どれだけ食べたのか、わからなくなってしまうのですね。その結果、いつの間にかいつもよりたくさんの食べ物を食べてしまうのです。

また、こうした席ではだらだらと飲食をつづけてしまうのも問題です。飲み会は4時間くらいつづくこともありますね。その間ずっと食べつづければ、いつの間にか3食分ぐらい食べてしまいます。明らかにカロリーオーバーです。

そしてごちそうの多くは、肉料理や揚げ物ですから、栄養が偏り、動物性脂肪や動物性タンパク質の摂取量がふえます。

一方で、野菜や果物、植物性タンパク質や食物繊維の摂取量が減ってしまいます。この栄養バランスは、コレステロールに悪影響を与えます。

お酒の席には、このようにコレステロールをふやす要因が多々あるわけです。人によっては、連日の飲酒・大食で、悪循環にはまる人もいます。

上手に食べ物を選べばコレステロールは上がらない

では、こうした悪循環に陥らないためには、どうすればよいのでしょうか。

まず、メニュー選びで工夫しましょう。い

ちばん初めにとにかく野菜料理をたっぷりとるようにするのです。煮びたしや豆腐料理、枝豆などもおすすめです。

かさのある野菜を先に食べれば、お腹がいっぱいになって食べすぎを防げますし、食物繊維などのコレステロール調整に必要な栄養素をとることもできます。お店で食べるときは、ひとりで2人前の野菜メニューを注文してもよいでしょう。

次にたいせつなのは、時間を決めて食べることです。「きょうは22時で必ずお開きにする」というように、お酒を飲み始める前にきっちり決めてしまいましょう。

そして、冬のごちそうといえば、鍋料理です。鍋料理は、野菜をたくさん食べられてヘルシーな半面、漫然と食べていると、自分が何をどれだけ食べたのかわからなくなってしまいがちです。そこで、鍋料理を食べるときは、あらかじめ自分のとり分を決めておきましょう。

たとえば、4人で鍋を囲むなら、自分の前の1/4のスペースの中にあるものしか食べないことです。そうすれば、自分の食べる量をだいたい把握することができます。

鍋料理には意外と肉や魚などタンパク質源が多く、エネルギーのとりすぎが気になります。エネルギー量からみた肉や魚などの動物性食品を食べてもいい量の目安は、さんま約

1匹半分です。少なく感じるかもしれませんが、栄養的には十分です。

そして動物性食材をとるなら、肉よりも魚のほうがおすすめです。魚に含まれるEPA、DHAには悪玉コレステロールを下げ、善玉コレステロールをふやす働きがあるからです。

これらの簡単なコツを守るだけで、肥満やコレステロールの増加は防げます。お酒や食事の楽しみは、健康な体があってこそ、です。宴会シーズンでは、忘れずに実践してみてください。


（足立香代子）

コレステロールを上げない食べ方

1 野菜料理を、1人で2人前食べる

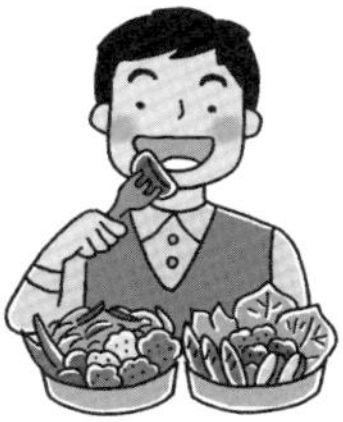

食事の初めに、野菜料理をたっぷり食べるようにします。その後の食べすぎを防げるだけでなく、不足しがちな食物繊維やビタミンをとることができます

2 食事を終える時間を決めておく

お酒を飲んでしまうと、時間の感覚や食べる量を抑える意識もマヒしてしまいます。飲む前に、閉めの時間を決めておくことが肝心です

3 鍋料理は、自分のスペースにあるものだけを食べる

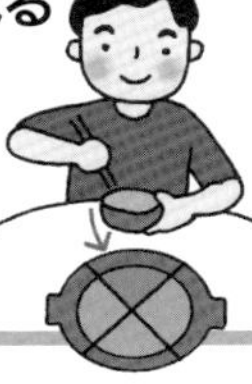

自分の目の前にあるスペースのものだけを食べるようにします。自然に食べすぎを防げます

4 肉や魚を食べるときは、さんま1匹半を目安にする

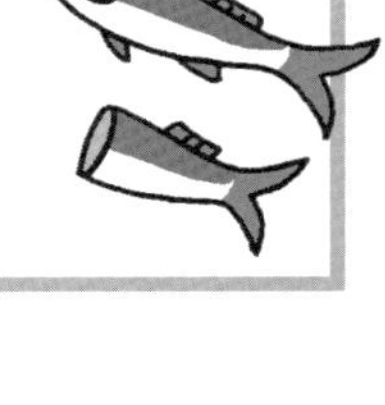

少なく感じるかもしれませんが、タンパク質、エネルギー量としてはこれが適量です。大きなステーキや食べ放題の焼き肉などは、特に要注意です

タバコを吸うことはLDLコレステロールをふやし、HDLコレステロールを減らします

HDLを減らす作用が最も強いのが喫煙です

タバコを吸うと、中性脂肪の合成を促します。合成された中性脂肪はVLDLとして血液に放出されることから、血液中の中性脂肪やLDLコレステロールをふやし、HDLコレステロールを減らします。これは、一部にはタバコのニコチンによって分泌が促されるカテコールアミンというホルモンの作用では

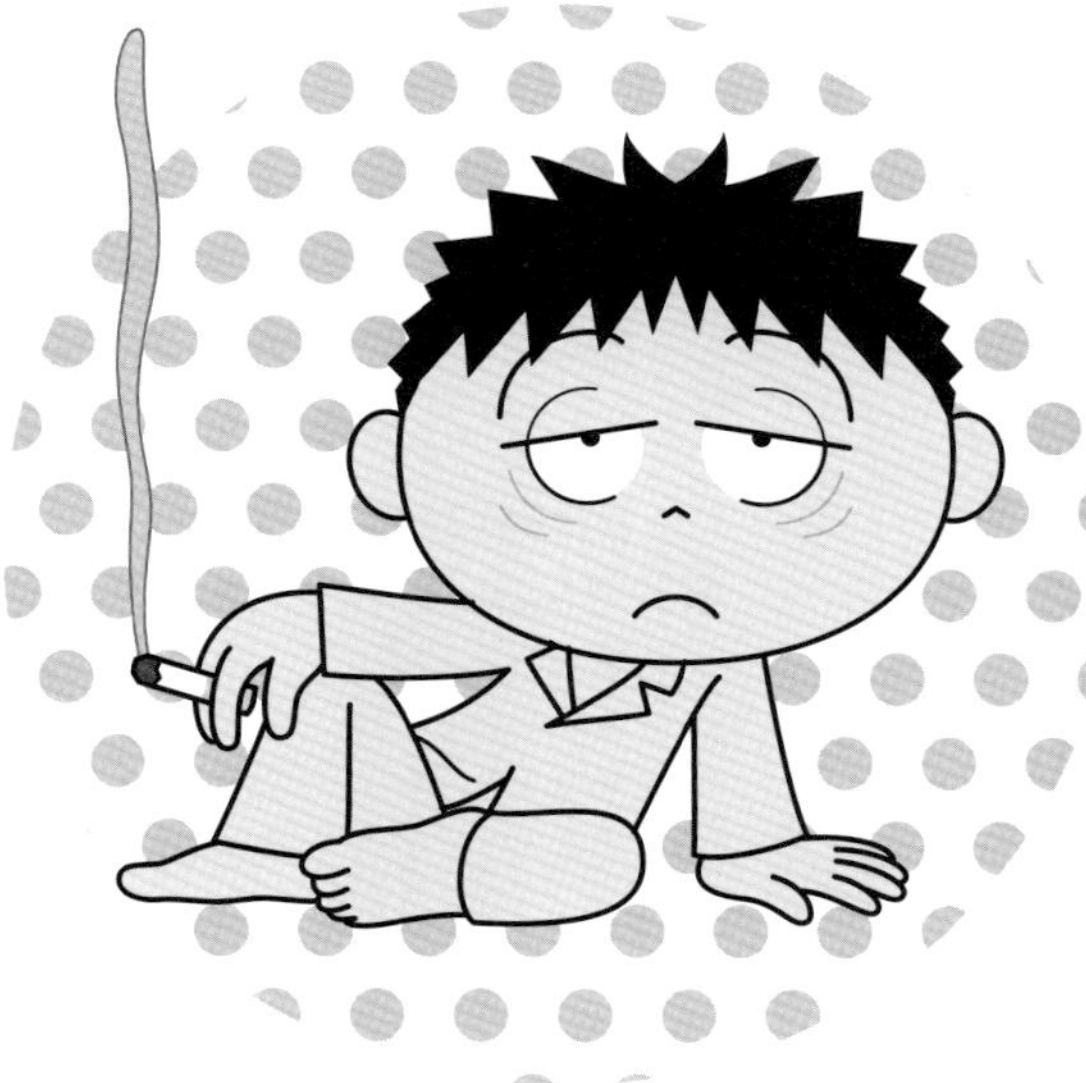

ないかと考えられています。

あるデータでは、吸う本数が多くなるほど中性脂肪がふえ、ＨＤＬコレステロールが減るという結果も出ています。つまり、コレステロールへの悪影響は、特にヘビースモーカーによく見られるのです。ＨＤＬコレステロールを減少させる力が最も強いのは、喫煙といっても過言ではありません。

タバコの煙に含まれる物質が動脈硬化を促進します

喫煙は、動脈硬化の大きな危険因子でもあります。

タバコのニコチンによって分泌が促されたカテコールアミンは、血管を収縮させ、心臓の拍動を早めて高血圧をもたらします。血液を固まりやすくし、血栓をできやすくします。

また、喫煙すると血液中には一酸化炭素がふえます。一酸化炭素は血液中のヘモグロビン（赤血球に含まれるタンパク質で、酸素と結合して酸素を全身に運ぶ役割をする）と結びついて酸素不足を招き、血管壁に悪い影響を及ぼします。

さらに、タバコの煙は、体内に活性酸素を発生させて血管の内皮細胞を傷つけ、ＬＤＬを酸化変性させます。傷ついた血管には変性ＬＤＬがしみ込みやすく、また、血小板が凝集しやすくなります。

これらのことはいずれも動脈硬化（アテローム硬化）を促進させる要因です。

さらに、タバコを吸うと、カロチンやビタミンCなど血液中の酸化を防ぐ物質が少なくなります。タバコを1本吸うと、25㎎のビタミンCが損なわれるといいます。すると、LDLがいっそう酸化を受けやすく、変性しやすくなります。（石川俊次）

ニコチンの血中脂質に及ぼす影響

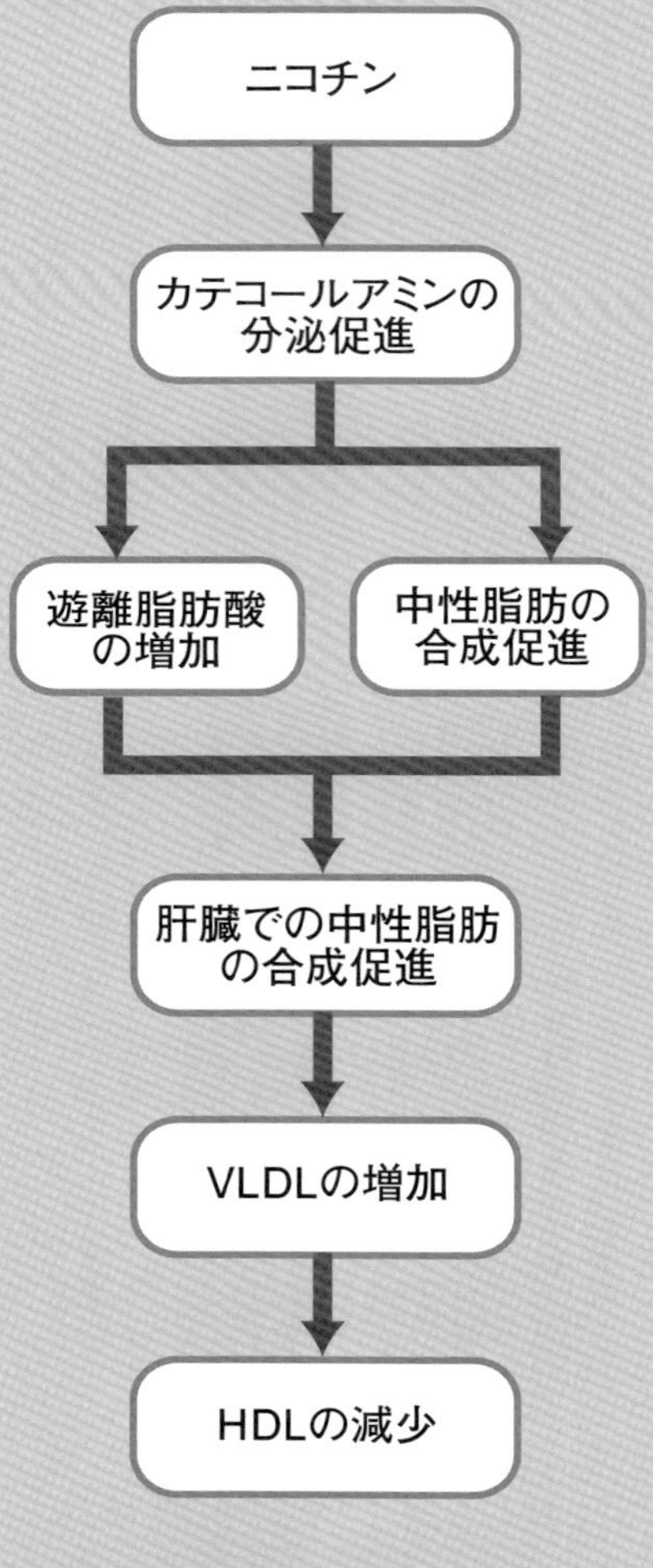

［資料］ Brischetto,CS,et al:Amer J Cardiol, 52:675,1983より一部改変

第5章

コレステロールを知識で下げる

心臓と血管の生活習慣病は
目に見えないところで進みます。
知識で予防し、治すために
知っておきましょう。

脂質異常症かどうかなど、コレステロール値のとらえ方を確認しておきましょう

血液中には、コレステロール、リン脂質、中性脂肪、遊離脂肪酸などの脂質が存在していますが、コレステロール、リン脂質、中性脂肪は、タンパク質とくっついたリポタンパクという形で血液に溶け込み体内を移動します。そのうち、コレステロールまたは中性脂肪の量がふえすぎたり、減りすぎたりする状態を脂質異常症と呼びます。脂質異常症では、心筋梗塞や脳卒中などの動脈硬化性疾患が起こりやすくなります。

脂質異常症には、次の3つのタイプがあります。

❶ＬＤＬ（悪玉）コレステロールが多すぎる場合
❷ＨＤＬ（善玉）コレステロールが少なすぎる場合
❸中性脂肪（トリグリセライド）が多すぎる場合

脂質異常症かどうかは、血液検査を行って、血液の液体部分である血清１dℓ（１００mℓ）

脂質異常症の診断基準

	※空腹時血清脂質値	
高LDL（悪玉）コレステロール血症	LDLコレステロール	140mg/dℓ以上
低HDL（善玉）コレステロール血症	HDLコレステロール	40mg/dℓ未満
高中性脂肪（トリグリセライド）血症	中性脂肪（トリグリセライド）	150mg/dℓ以上

※空腹時に採血した血清中1dℓあたりに含まれる脂質の量

●この診断基準は、薬を使う治療の開始基準を示すものではありません。
●治療に薬を使うかどうかは、他の危険因子も勘案して決める必要があります。

LDL（悪玉）コレステロール値の求め方

LDLコレステロール値は、血液から直接測定するか、総コレステロール値を測定し、その値と、HDL（善玉）コレステロール値、中性脂肪値をあわせて使って下に示した計算式で算出します。

LDLコレステロール値 ＝ 総コレステロール値 － HDLコレステロール値 － 中性脂肪値 ×0.2

※ただし、この計算式は中性脂肪値が400mg/dℓ未満の場合に限ります。400mg/dℓ以上の場合は血液から直接測定します。
日本動脈硬化学会「動脈硬化性疾患予防ガイドライン 2007年版」

中にコレステロールや中性脂肪が何mgあるかを測定し、上の診断基準にあてはめて診断します。

どのタイプも動脈硬化を促進しますが、特に問題なのはLDL（悪玉）コレステロール値が高い場合です。実際はLDLコレステロール値と中性脂肪値の両方ともが高い患者さんもおり、その場合はさらに動脈硬化が早く進みます。

以前は、診断の基準に総コレステロール値も使われていました。しかし、総コレステロール値が基準値以下なのにLDL（悪玉）コレステロール値が高かったり、あるいは、HDL（善玉）コレステロール値だけが高いために総コレステロール値が基準値以上になったりと、動脈硬化の危険性について必ずしも正確な判断ができない面があったのです。そこで、日本動脈硬化学会による「動脈硬化性疾患予防ガイドライン 2007年版」からは、診断の基準から総コレステロール値をはずし、動脈硬化性疾患により関連の強いLDLコレステロール値を基準にすることにしました。

病名も、従来使われてきた高脂血症から脂質異常症に変更されました。これは、低HDL（善玉）コレステロール血症を高脂血症と呼ぶのは適当でないことによります。ただし、診断名や薬が出るときは、高脂血症の名称も使われます。

脂質異常症の多くは、生活習慣の改善で治すことができます。診断された人は、ぜひ生活習慣の改善にとり組みましょう。

（石川俊次）

超悪玉の小型ＬＤＬコレステロールが多いと動脈硬化や心筋梗塞を起こしやすくなります

ＬＤＬコレステロールの中に粒子が小さい　超悪玉　があります

現在の医学界ではコレステロール値に対する考え方が変わってきています。以前は、総コレステロールの基準値である２２０㎎／dℓを超えたら高コレステロール血症と見なし、すぐに薬を飲んで下げようという考え方が主流でした。

しかし最近では、総コレステロール値が２４０〜２５０㎎／dℓと少々高めでも、糖尿病や心臓病などがなく、健康であれば治療をする必要はないという方向に変わってきたのです。

現在は、診断の際、総コレステロール値の測定をやめ、ＬＤＬ（悪玉）コレステロール値をはかろうという方向に変わりつつあります。

むしろ問題となっているのは、超悪玉コレステロールが多いかどうかという点です。

超悪玉コレステロールとは、簡単にいえば

粒の小さいＬＤＬコレステロールのことです。

近年の分析方法の進歩によって、ＬＤＬコレステロールには、❶粒が大きいもの、❷粒が小さいものの2種類があることがわかりました。粒が小さいものを小型ＬＤＬ、あるいはスモールデンスＬＤＬといい、これが超悪玉コレステロールです。

小型ＬＤＬが超悪玉であるのは、これが多いと動脈硬化を起こしやすくなるからです。

理由は、まず粒が小さいために血管の内壁に入り込みやすく、血管壁にたまりやすいこと。また、小粒なため、ビタミンEやβ－カロチンなどの抗酸化作用のある物質を少ししか含んでいないこともあげられます。抵抗力が弱く、酸化されやすく、動脈硬化を進める酸化ＬＤＬになりやすいのです。

たとえ総コレステロール値が160～180mg／dℓ程度と低くても、小型ＬＤＬを多く持っている人のほうが、動脈硬化や心筋梗塞の危険性が高く、注意が必要なのです。

中性脂肪値が高くなると超悪玉がふえてきます

この小型ＬＤＬは、メタボリックシンドロームの人に多いことがわかっています。総コレステロール値は高くなくても、●中性脂肪値が高く、●ＨＤＬ（善玉）コレステロール値が低い状態のときに小型ＬＤＬはふえてい

超悪玉の小型ＬＤＬの特徴

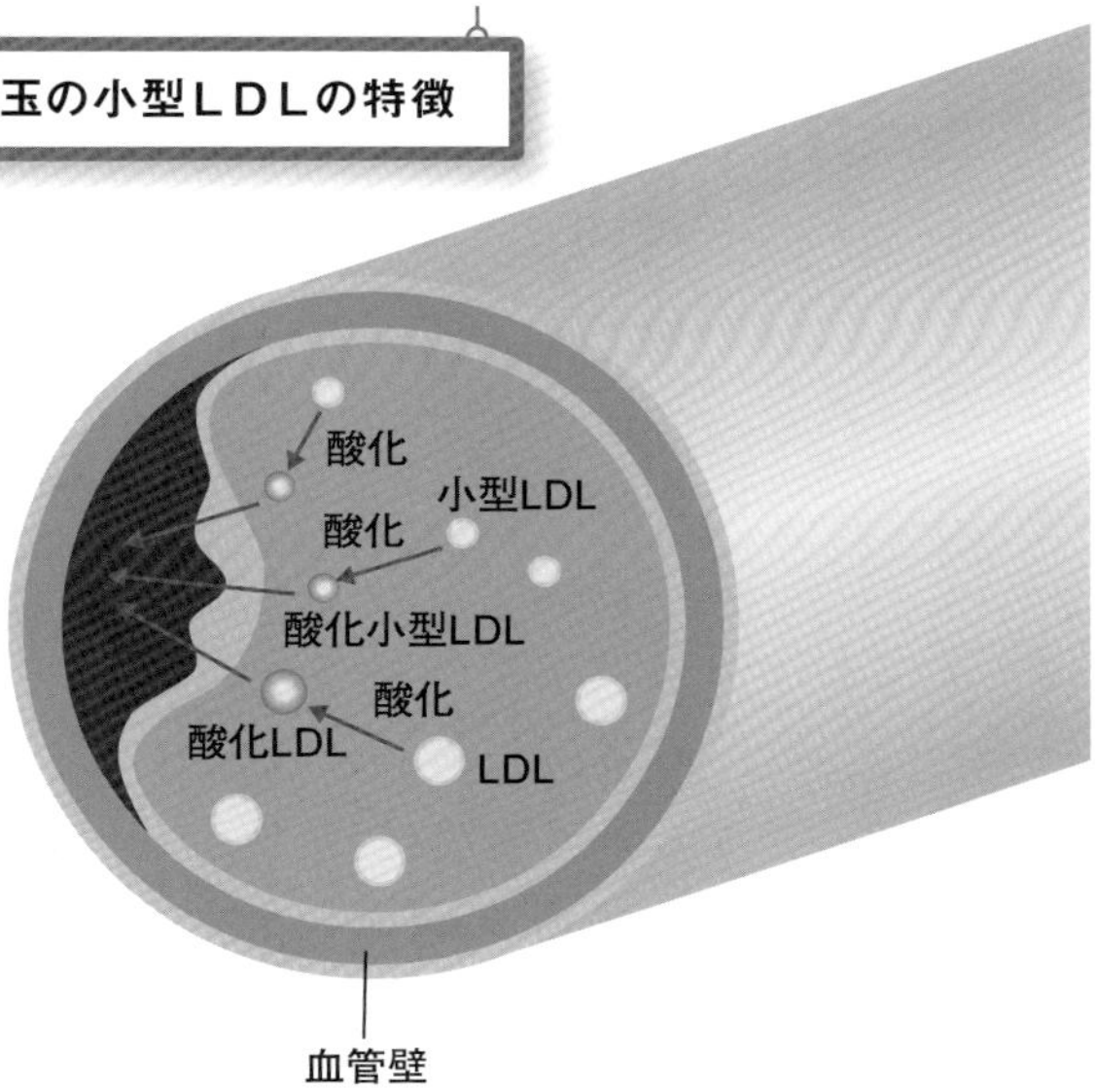

1 血管壁に入り込みやすい

普通のＬＤＬコレステロールは粒子の直径が26 ～ 27nm（ナノメートル）※。それに対して小型ＬＤＬのサイズは25.5nm未満と小さい。そのため、血管壁に簡単に入り込むことができる

※nm（ナノメートル）は長さの単位。1nm＝10億分の1m

2 活性酸素の害で酸化されやすい

小粒なために、中に含む抗酸化成分が少ない。そのため、活性酸素によって酸化されやすい

3 血液中に長い期間とどまる

普通のＬＤＬコレステロールが血液中にとどまっている時間は2日間であるのに対し、小型ＬＤＬの場合は5日間と長い

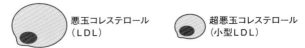

きます。

小型ＬＤＬが多いかどうかが自分でわかる簡単なチェックテストを左ページに紹介しておきました。このテストは、本来は肝臓の働きを知る目安となるものです。肝臓はコレステロールや中性脂肪をつくり、調節する働きを持ちます。肝臓の働きが衰えると、脂質代謝の働きに異常が起こります。するとＬＤＬが小型ＬＤＬになるのです。

ただし、これはあくまでも自分で調べるための簡単なテストであり、厳密なものとはいえません。

実際に小型ＬＤＬを調べるには、病院の血液検査で「小型ＬＤＬ（あるいはスモールデンスＬＤＬ）の検査をお願いします」と依頼してください。医療機関によって違いはありますが、数千円程度の費用で検査を受けることができます。

（板倉弘重）

自分でできる小型ＬＤＬが多いかどうかがわかる簡単テスト

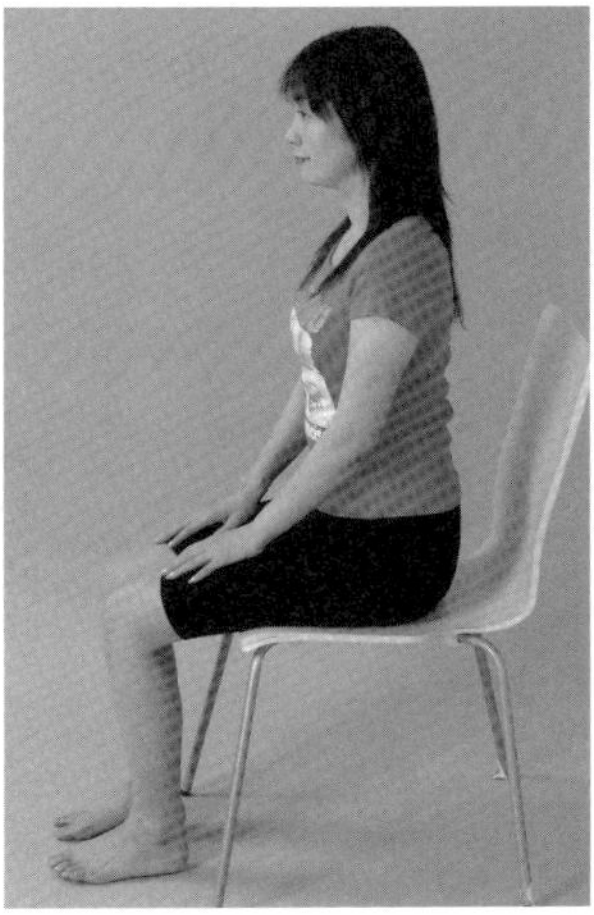

1 いすにすわり、両手のひらをもも上に10秒間おく

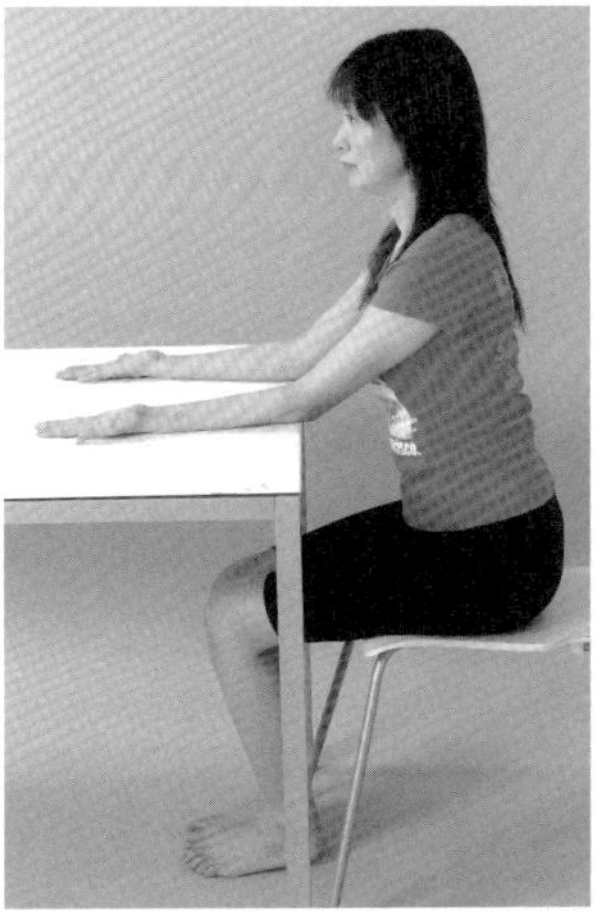

2 ひじから先を机の上におき、手のひらを上に向ける。手くびと手のひらの盛り上がっている部分を見くらべる

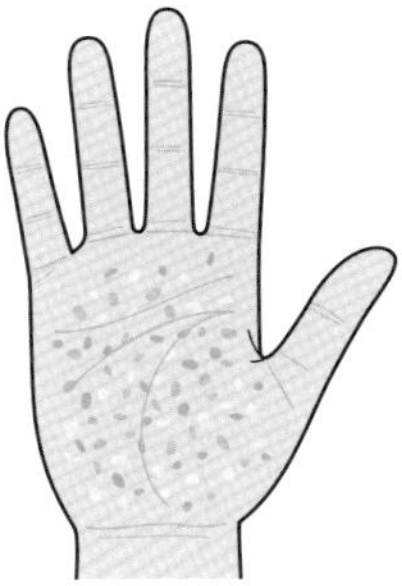

手のひら全体に霜降り状態の斑点がある人

↓

小型ＬＤＬを持っている可能性が高い

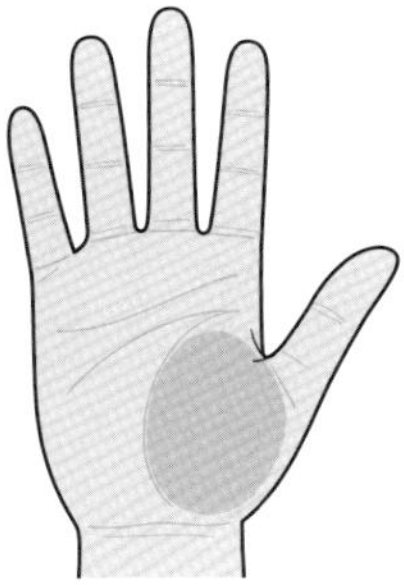

手くびにくらべて手のひらのほうが赤い人

↓

小型ＬＤＬがある危険がある。要注意の段階といえる

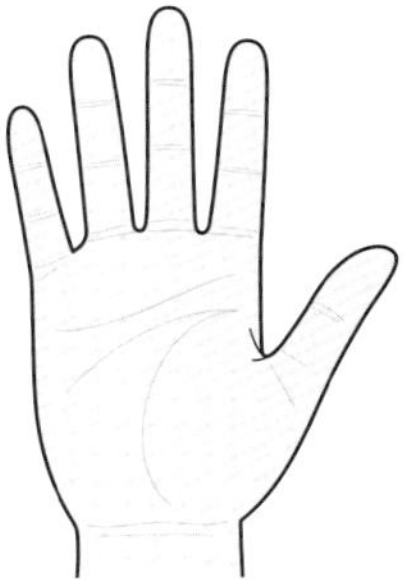

手くびと手のひらの色にほとんど違いがない人

↓

小型ＬＤＬを持っている危険性はほとんどない

冠動脈疾患を起こす危険因子の有無や数により治療で目指すコレステロール値は異なります

脂質異常症の治療目標は、コレステロールなどの脂質値を改善することにあります。しかし、目的はあくまでも動脈硬化を起こしたり進行したりするのを防ぐことです。

つまり、脂質異常症は動脈硬化の大きな危険因子なのです。ただ、その危険因子となるものは、実はほかにもいろいろあります（179ページの図参照）。

脂質異常症と並んで、重大な危険因子として証明されてきたものに、高血圧、喫煙、糖尿病があげられます。これらの危険因子が合併すると、動脈硬化の進行にいっそう拍車がかかってしまいます。

これら動脈硬化を進める危険因子を総合的に改善すれば、動脈硬化を予防し、その進行を遅らせることができます。

脂質異常症の患者さんが治療で目標とする脂質値は、医師が患者さんごとに、冠動脈疾患を起こす危険因子の数や程度を判断して決めます。その際の目安となるのが181ペー

動脈硬化と動脈硬化のために起きる病気の危険因子

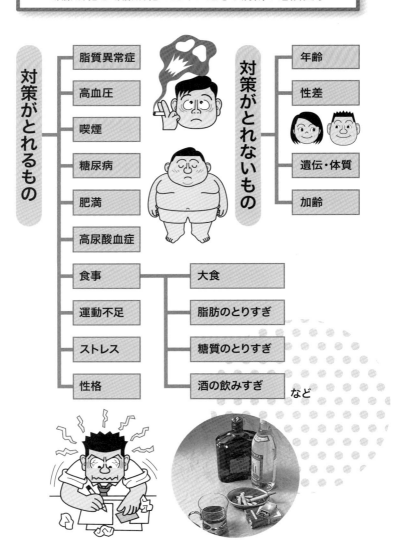

対策がとれるもの

- 脂質異常症
- 高血圧
- 喫煙
- 糖尿病
- 肥満
- 高尿酸血症
- 食事
  - 大食
  - 脂肪のとりすぎ
  - 糖質のとりすぎ
  - 酒の飲みすぎ
  - など
- 運動不足
- ストレス
- 性格

対策がとれないもの

- 年齢
- 性差
- 遺伝・体質
- 加齢

ジの表です。主な危険因子の数で動脈硬化性疾患が起こる危険度を分け、その危険度に応じてＬＤＬコレステロール値をはじめとする脂質の治療目標値が示してあります。

この表では、まず、患者さんが心筋梗塞や狭心症などの冠動脈疾患を発症していない場合（一次予防）と、冠動脈疾患を発症したことがある場合（二次予防）とに分けます。

一次予防では、ＬＤＬコレステロール値以外に、冠動脈疾患を起こす主な危険因子の数で患者さんを危険度の３つのグループ（リスク群）に分け、それぞれのリスク群ごとに治療目標値が示されています。

二次予防では、ＬＤＬコレステロール値については一次予防より低い１００mg／dℓ未満を目標にすることがすすめられています。

治療法については、一次予防、二次予防とともに食生活や運動などの生活習慣を改善することが重視されています。

一次予防では、患者さんが生活習慣を実際に改善してみて脂質値がどう変化したかを医師が考慮したうえで、患者さんの動脈硬化性疾患のリスクに応じて薬物治療をとり入れるかどうかを検討します。二次予防では生活習慣の改善とともに薬物療法を検討します。

（石川俊次）

冠動脈疾患予防からみたLDLコレステロール管理目標のためのフローチャート（危険因子を用いた簡易版）

脂質異常症のスクリーニング
（LDLコレステロール120mg/dℓ以上）

冠動脈疾患の既往があるか？ → 「あり」の場合 → **二次予防**

↓「なし」の場合

以下のいずれかがあるか？ → 「あり」の場合 → **高リスク**

- 糖尿病（耐糖能異常は含まない）
- 慢性腎臓病（CKD）
- 非心原性脳梗塞
- 末梢動脈疾患（PAD）

↓「なし」の場合

以下の危険因子の個数をカウントする

❶喫煙　❷高血圧　❸低HDL-コレステロール血症　❹耐糖能異常
❺男性55歳未満、女性65歳未満で心臓病を発症した家族がいる

↓

危険因子の個数	男性		女性	
	40～59歳	60～74歳	40～59歳	60～74歳
0個	低リスク	中リスク	低リスク	中リスク
1個	中リスク	高リスク	低リスク	中リスク
2個以上	高リスク	高リスク	中リスク	高リスク

リスク区分別脂質管理目標値

治療方針の原則	管理区分	脂質管理目標値			
		LDL-コレステロール	Non-HDL-コレステロール	中性脂肪	HDL-コレステロール
一次予防 まず生活習慣の改善を行った後薬物療法の適用を考慮する	低リスク	160mg/dℓ未満	190mg/dℓ未満	150mg/dℓ未満	40mg/dℓ以上
	中リスク	140mg/dℓ未満	170mg/dℓ未満		
	高リスク	120mg/dℓ未満	150mg/dℓ未満		
二次予防 生活習慣の是正とともに薬物治療を考慮する	冠動脈疾患の既往	100mg/dℓ未満（70mg/dℓ未満）※	130mg/dℓ未満（100mg/dℓ未満）※		

※家族性高コレステロール血症、急性冠症候群の時に考慮する。糖尿病でも他の高リスク病態を合併する時はこれに準ずる。

日本動脈硬化学会「動脈硬化性疾患予防ガイドライン 2017年版」より改変

総コレステロール値は低すぎると さまざまな問題が起こりやすくなります

コレステロール値は低すぎても高すぎてもいけません

コレステロール値は低ければ低いほど健康にいい、というのは大きなまちがいです。

日本動脈硬化学会による「動脈硬化性疾患予防ガイドライン２００７年版」からは、総コレステロール値は脂質異常症の診断基準からはずされるようになりましたが、検査結果表には項目としてまだ記載があり、この数値を見る人も多いかと思います。

総コレステロール値は低すぎても、高すぎてもいけません。私はちょうどいい数値は２００～２４０㎎／dℓだと考えています。

その理由は、１８３ページの総コレステロール値と死因の関係をあらわしたグラフを見ればわかります。死亡率が高いのは総コレステロール値が２８０㎎／dℓ以上のグループと１８０㎎／dℓ未満の低い数値のグループなのです。長生きなのは、その中間のグループ、

総コレステロール値と死因の関係

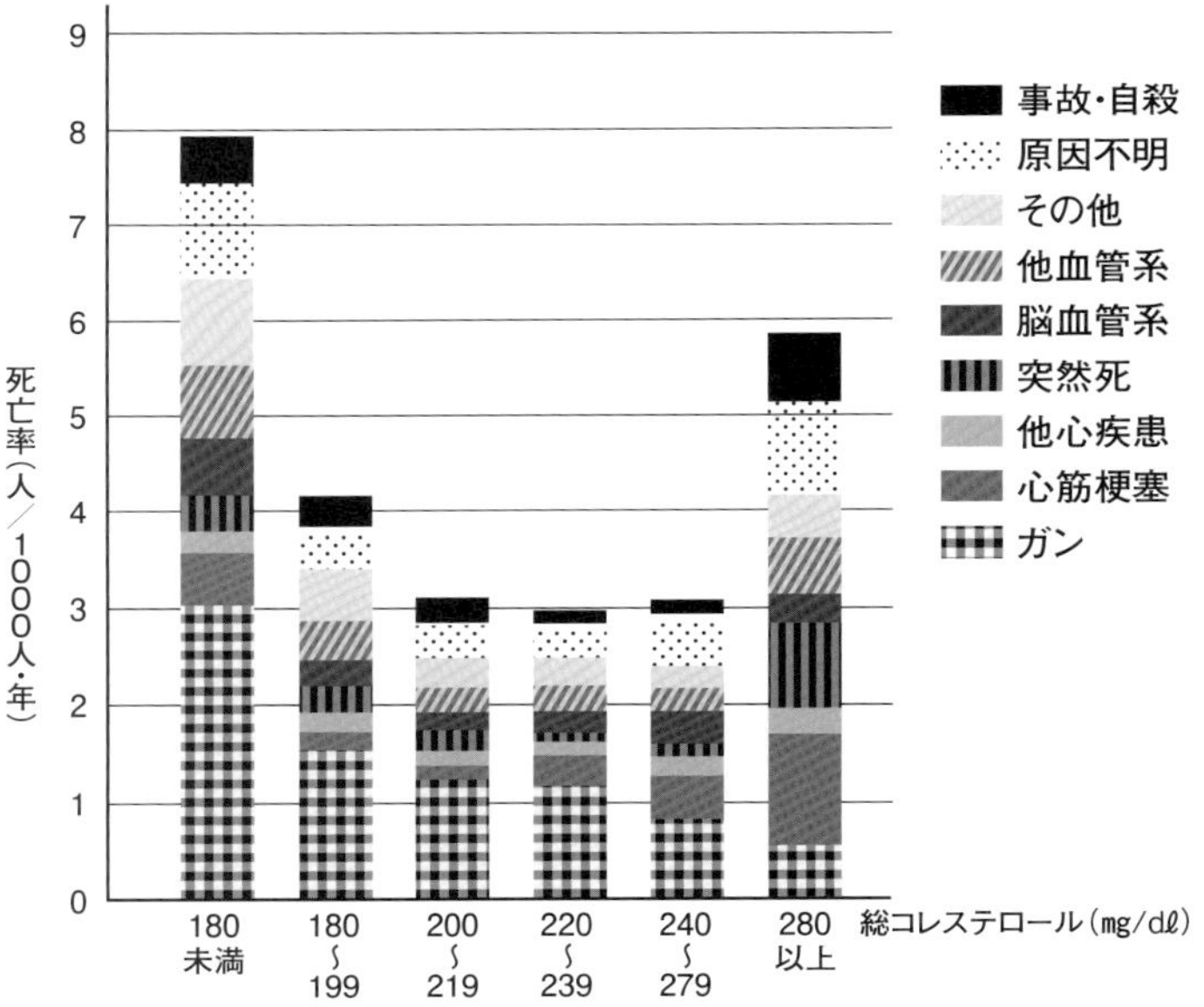

このグラフは総コレステロール値と死因の関係をあらわしたもの。総コレステロール値の低い人ほど、ガンの死亡率が高いこと、200 ～ 280mg /dℓ未満の人の死亡率が低いことがわかる（出典：J-LIT研究）

つまり180～279mg／dℓといった数値の人です。

総コレステロール値が極端に高くなれば、動脈硬化が原因の心臓病が起こってきます。しかし、総コレステロール値が極端に低いとガンや肺炎、脳卒中などがふえてくるのです。

その理由は、コレステロールが人体にとって非常に重要な働きをするからです。

コレステロールは細胞膜の材料であり、男性ホルモ

総コレステロール値と死亡率の関係

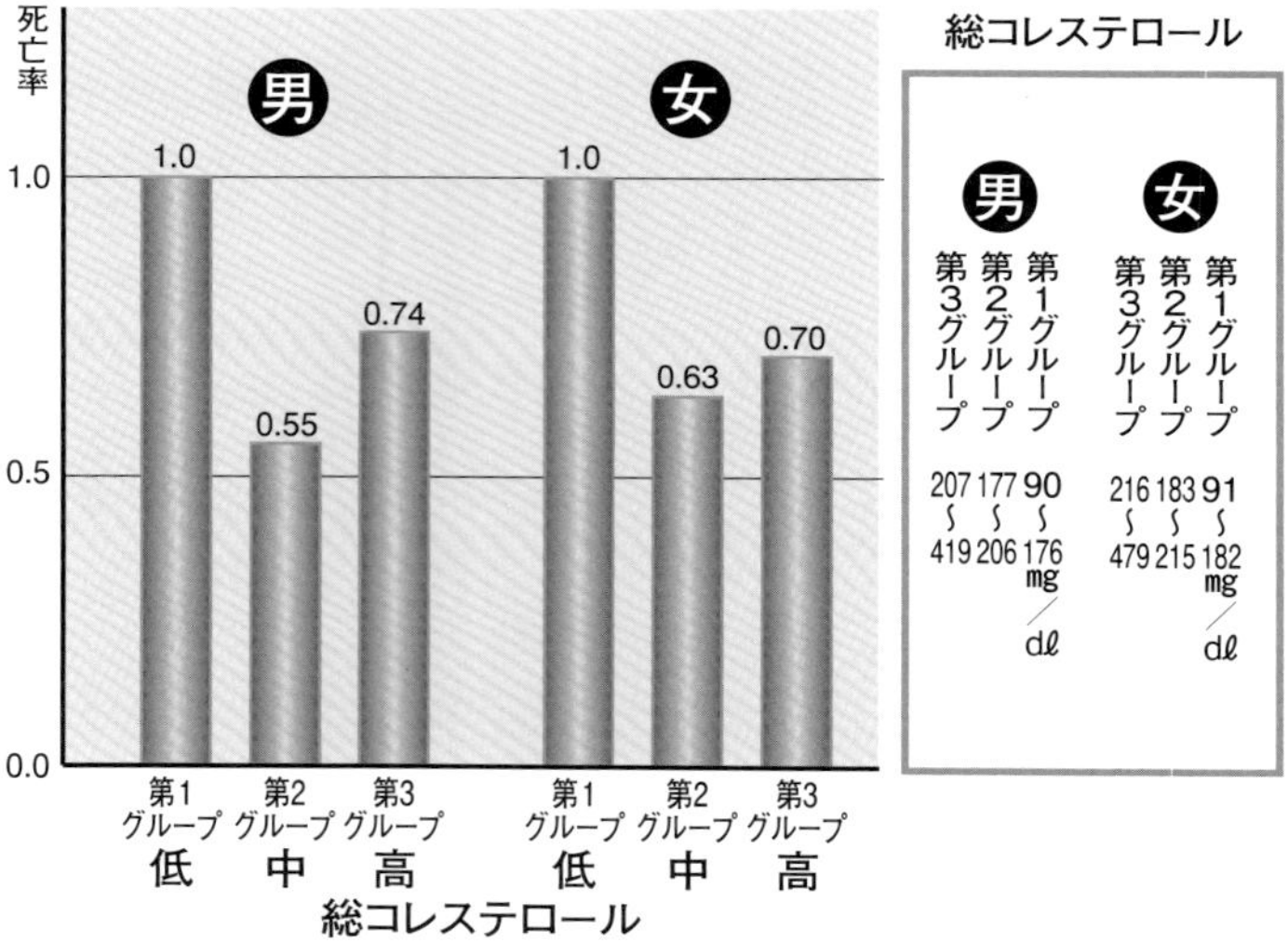

埼玉県戸田市の40〜80才の住民3222名を、総コレステロールの数値でグループ分けし、10年間追跡調査して、その死亡率をみたもの

ンや女性ホルモンなどの性ホルモン、胆汁酸（胆汁の成分で脂肪の消化を助ける）、ビタミンDなどをつくるのに欠かせません。このため、コレステロールが不足すると、さまざまな不都合が起こってきます。

家族性高コレステロール血症の人は医師に相談しましょう

低コレステロールによってガンがふえるのは、免疫力が低下するためです。また、正常な細胞がつくられにくく、細胞が変異を起こ

HDLコレステロール値と死亡率の関係

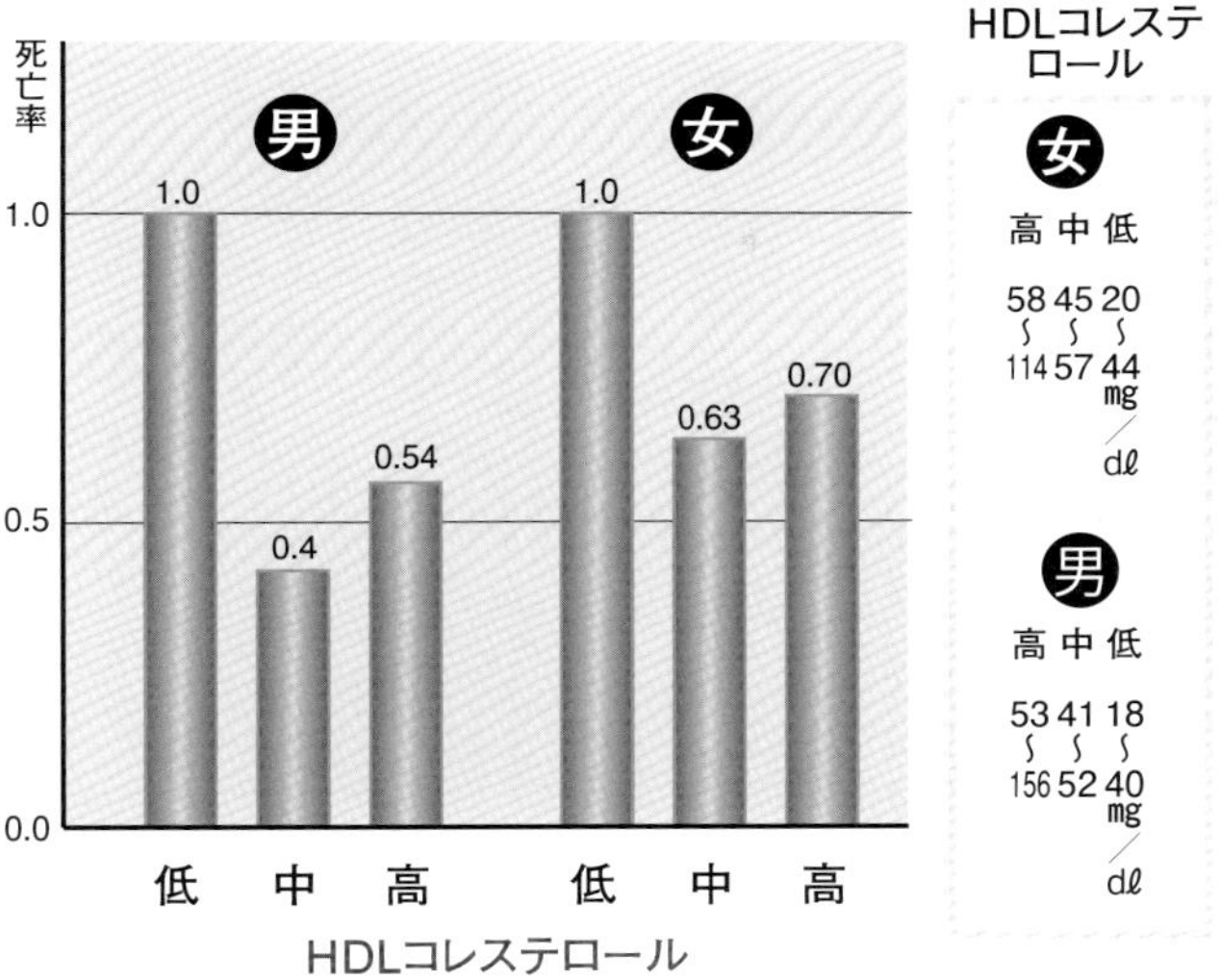

同じく戸田市の40〜80才以上の住民3222名を、HDLコレステロールの数値でグループ分けし、10年間追跡調査して、その死亡率をみたもの
(柴田博『中高年の健康常識を疑う』より)

しやすくなってガン細胞がふえることも理由として考えられます。

また、低コレステロールは、うつ状態や自殺を引き起こす原因にもなります。これは、細胞膜のコレステロールが少なくなると、セロトニンという神経伝達物質をとり込めなくなるからです。セロトニンは喜びの感情に関係しており、足りなくなるとうつを起こすことがわかっているのです。その結果、自殺につながるものと思われます。

私が行った研究で低コレステロ

ールの危険性を示したのが、184ページのグラフです。これは、埼玉県戸田市の住民3222名（40～80才）を総コレステロール値によって同じ人数にグループ分けし、10年間追跡調査して、その死亡率をくらべたものです。

結果は、総コレステロール値と、HDL（善玉）コレステロール値の低いグループが最も死亡率が高いというものでした。

総コレステロール値は、280㎎／dℓを超えなければ、薬を飲んでまで下げる必要はありません。

ただし、家族性高コレステロール血症といって遺伝的にコレステロール値が上がりやすい人、高血圧や糖尿病などの生活習慣病を複数あわせ持っている人は、医師と相談する必要があります。

一方、総コレステロール値が160㎎／dℓ以下の人は、低栄養が考えられるため、栄養バランスのとれた食事を心がけてコレステロールをふやすようにしましょう。（柴田 博）

LDLコレステロールのふえすぎと酸化だけでなく、中性脂肪の増加による二次的弊害も動脈硬化を進めます

血液中のコレステロールや中性脂肪がふえすぎると、動脈硬化が進みます。特に注目すべきなのが、LDL（悪玉）コレステロールの量です。

LDLコレステロールは、血液中に発生する活性酸素によって酸化LDLに変えられると、血管の内側を傷つけて、動脈硬化や血栓のもとになるのです。

中性脂肪の増加も動脈硬化の原因になります。中性脂肪がふえすぎると、血液中にレムナントという物質が生じます。このレムナントは、血管の内壁に直接もぐり込んで動脈硬化や血栓のもとをつくるのです。

また、中性脂肪は内臓脂肪に変わりやすく、ふえすぎると内臓脂肪型肥満になりやすいという点で二次的な弊害を生み出します。

小腸を包んで支えている膜を腸間膜といいますが、主にこの腸間膜にくっついてたまった体脂肪が内臓脂肪です。中性脂肪は小腸で合成されるため、ふえすぎるとその周りに蓄

血液中のコレステロールが多すぎると

LDL(悪玉)コレステロールがふえすぎると、動脈硬化が進み、血栓ができやすくなる

1 LDLコレステロールは、ふえすぎると血管壁の内側に入り込み、活性酸素によって酸化される。すると、それを退治する免疫細胞の一種のマクロファージが集まってくる。しかし、酸化したLDLがふえすぎてマクロファージの処理能力が追いつかなくなると、血管内壁にLDLや細胞の残骸がたまってプラークというかたまりになってしまう

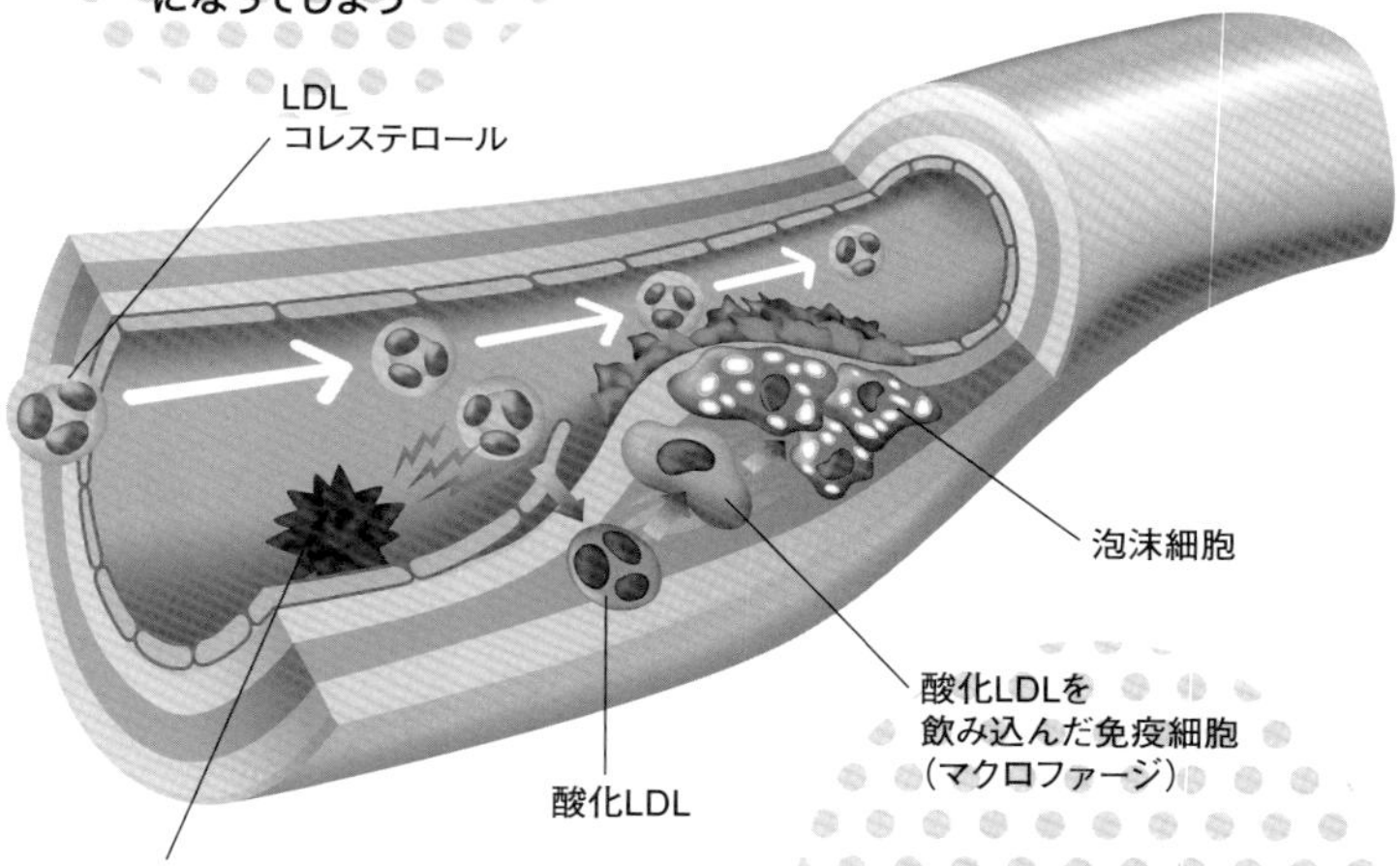

2 プラークは血管の内側を固めて、もろくさせる。これが、動脈硬化。また、プラークが割れた部分には血小板が集まって、血管をふさぐ血液のかたまりである血栓ができる

●動脈硬化が重大な原因のひとつになると考えられる病気には、狭心症や心筋梗塞などの虚血性心疾患(冠動脈疾患)、脳出血や脳梗塞などの、いわゆる脳卒中、腎臓病、高血圧、糖尿病などがある
●血栓が脳や心臓などの血管にできてしまうと、脳梗塞や心筋梗塞など、生死にかかわる発作の原因になる

積されやすいのです。この内臓脂肪がふえすぎた状態を、内臓脂肪型肥満と呼びます。

内臓脂肪型肥満になると、血糖値を調整するインスリンの働きが悪くなったり、血管が広がりにくくなって、下の血圧が上がったりします。

さらに、最近の研究では、内臓脂肪がたまってくると、その脂肪細胞から、さまざまな種類の生理活性物質が血液中に分泌されることがわかってきました。動脈硬化を進めるＰＡＩ-１や、血圧を上げるアンジオテンシノーゲン、免疫機能に異常を引き起こすアディプシンなどの物質が分泌されるのです。ただ、こうした有害な働きをするものがある一方、体に蓄えられた脂肪が適量であれば、傷ついた血管の壁を修復するなどの働きを持つアディポネクチンのような善玉の生理活性物質が分泌されます。

内臓脂肪型肥満であることに加えて、中性脂肪値が高めだとか、血圧が高め、血糖値が高めなどが重なると、メタボリックシンドローム（内臓脂肪症候群）と呼ばれる状態を招きます。ひとつひとつの症状は軽めでも、動脈硬化がぐんと進みやすく、心筋梗塞や脳梗塞などを引き起こす確率が高くなります。

遺伝的なものを除いて、脂質異常症の原因には、暴飲暴食や不規則な生活が関係していることが多いものです。また、内臓脂肪は軽い運動を継続して行うことで減らすことができます。ほとんどの場合、薬などを飲む前に、生活習慣の見直しをはかれば改善することができるのです。（栗原 毅）

血液中の中性脂肪が多すぎると

中性脂肪は内臓脂肪に変わりやすく、さらに、その内臓脂肪からはさまざまな有害物質が排出される。お腹に脂肪がどうついているのかCTスキャンで見てみると、下の概念図のようになる

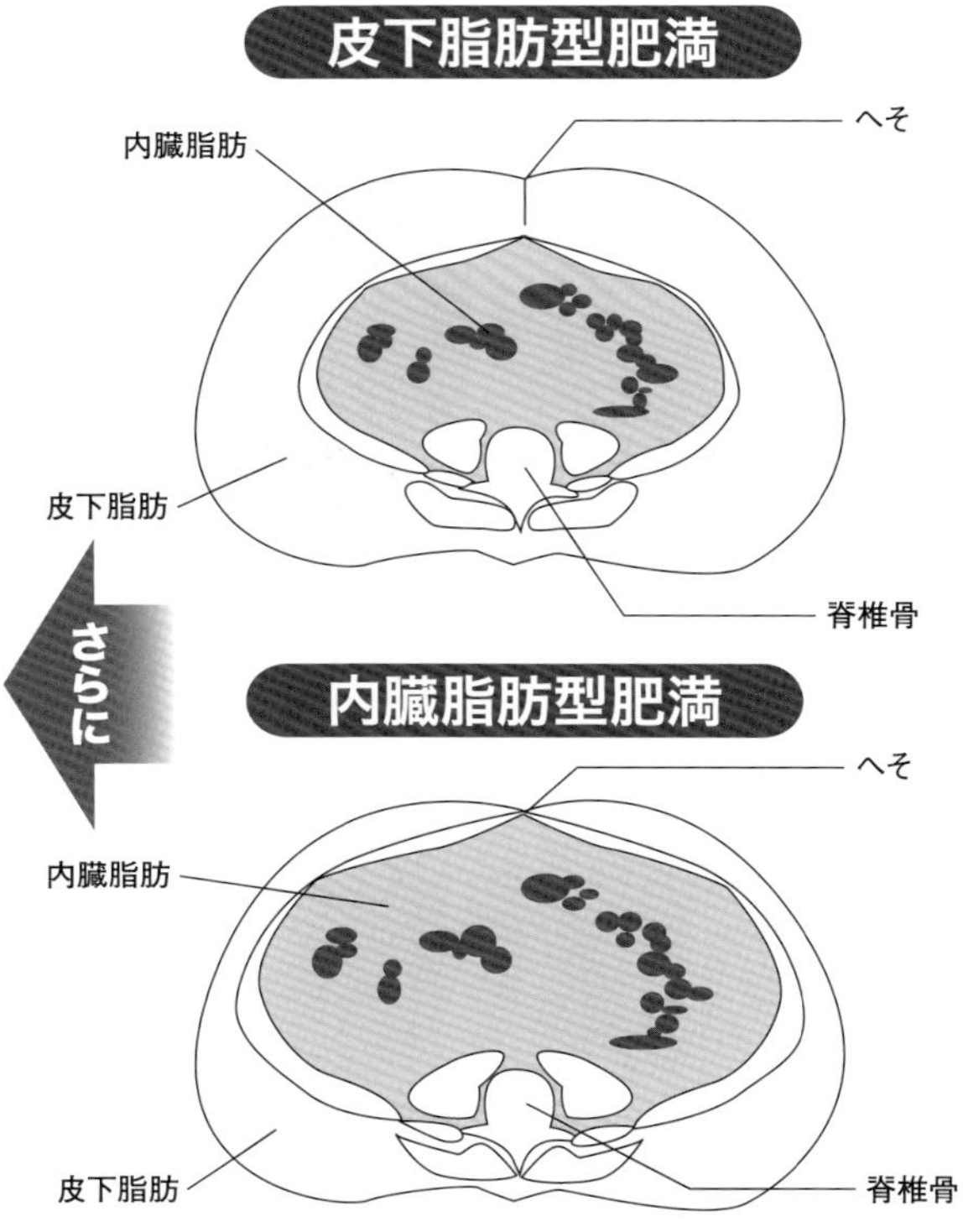

CTスキャンとは、いわば胴体の輪切りを撮影して行う検査方法のこと。たとえ胴回りのサイズが同じでも、輪切りの断面写真で見ると、人によって中身が違う。下は内臓脂肪型肥満の人の場合。小腸を支えている腸間膜や、肝臓や膵臓の周囲、その他の臓器と臓器のすき間、血管の周りなどに脂肪が蓄積している。上は皮下脂肪型肥満の場合。腰の周りやおへその周辺に脂肪がついていることがわかる

内臓脂肪からはさまざまな生理活性物質が分泌される。生理活性物質には、動脈硬化や高血圧を進行させたり、糖や脂質の代謝に異常を引き起こしたりといった作用があり、生活習慣病の発症と大きくかかわっている。また、その悪影響は性機能や、免疫機能にまで及ぶ。中性脂肪は、このようにさまざまな問題を引き起こす内臓脂肪に変わりやすい

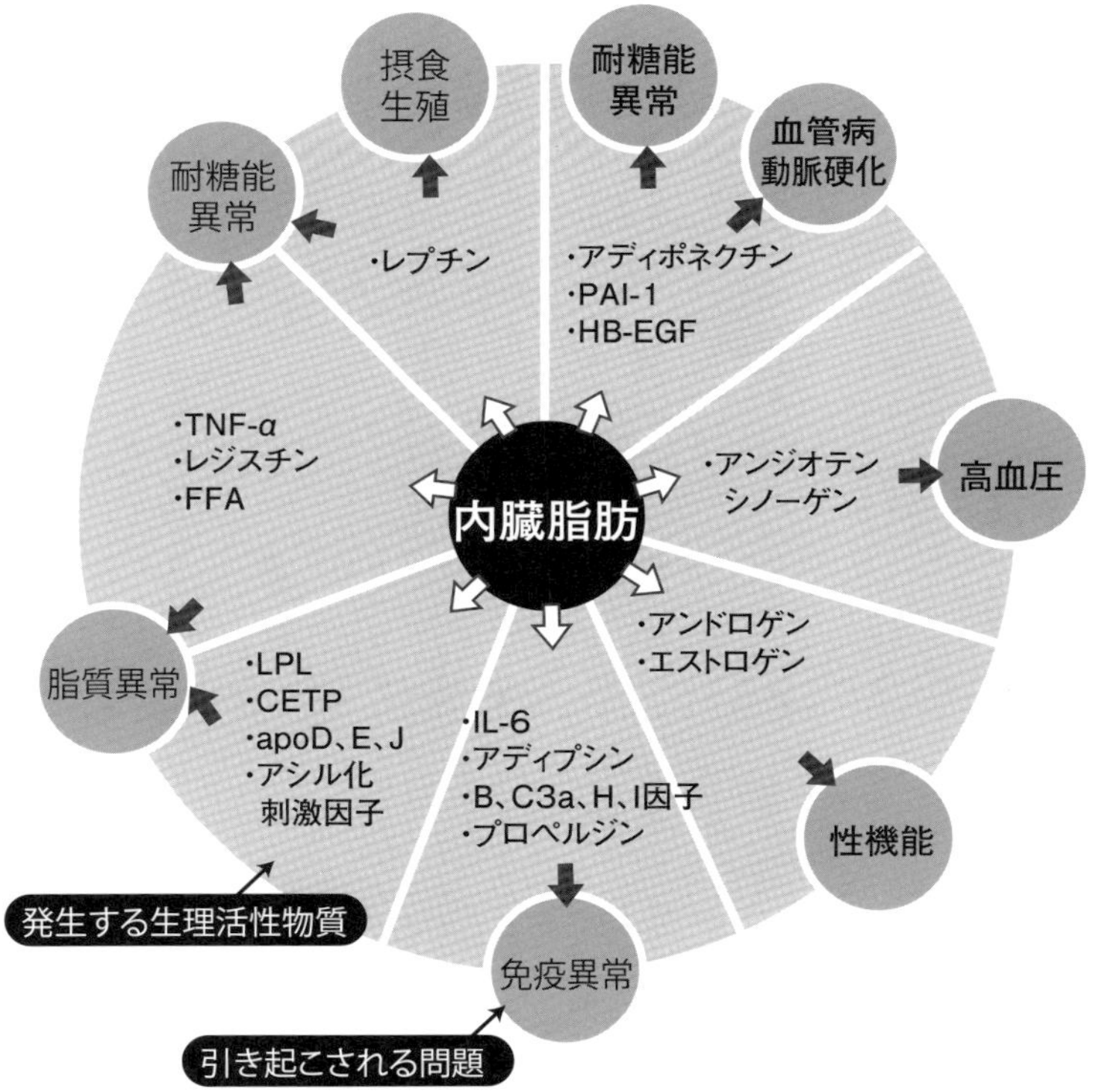

中性脂肪がふえすぎるとこんな弊害も！

❶善玉のHDLコレステロールを減らす、❷血液の粘性（粘りけ）を高めてドロドロにする、❸血管の内側に入り込んで動脈硬化を起こしたり、レムナントをふやしたり、などの問題を起こす。動脈硬化のリスクは高コレステロールよりも高いといわれている

食《く》いしんぼでも薬《くすり》に頼《たよ》らず
コレステロールを自分《じぶん》で下《さ》げる方法《ほうほう》

平成30年6月30日　第1刷発行

編　者　主婦の友社
発行者　矢崎謙三
発行所　株式会社主婦の友社
〒101-8911
東京都千代田区神田駿河台2-9
電話　03-5280-7537（編集）
03-5280-7551（販売）

印刷所　大日本印刷株式会社

ISBN978-4-07-431964-0

■本書の内容に関するお問い合わせ、また印刷・製本など製造上の不良がございましたら、主婦の友社（電話 03-5280-7537）までご連絡ください。
■主婦の友社が発行する書籍・ムックのご注文は、お近くの書店か主婦の友社コールセンター（電話 0120-916-892）まで。
＊お問い合わせ受付時間　月～金（祝日を除く）9:30～17:30
主婦の友社ホームページ　http://www.shufunotomo.co.jp/